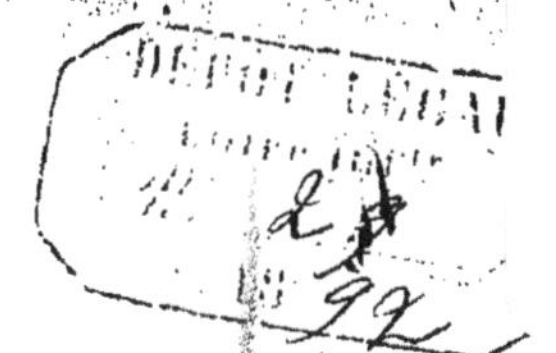

HOPITAL-MARIN

DE

PEN-BRON

POUR LE

TRAITEMENT DES DÉBILITÉS DES DEUX SEXES

Près le Croisic (Loire-Inférieure).

(Il ne s'agit pas de guérir,
mais de refaire et créer).
P. RUSSELL.

NANTES,
Mme Ve CAMILLE MELLINET, IMPRIMEUR,
Place du Pilori, 5.
L. MELLINET ET Cie, succrs.

1891

HOPITAL-MARIN

DE

PEN-BRON

POUR LE

TRAITEMENT DES DÉBILITÉS DES DEUX SEXES

Près le Croisic (Loire-Inférieure).

(Il ne s'agit pas de guérir,
mais de refaire et créer).
P. RUSSELL.

NANTES,
Mme Ve CAMILLE MELLINET, IMPRIMEUR,
Place du Pilori, 5.
L. MELLINET ET Cie, SUCCrs.

1891

I.

L'hôpital-marin de Pen-Bron est situé en face le Croisic (Loire-Inférieure), à l'extrémité d'une presqu'île et entouré d'eau de trois côtés.

Selon l'expression de tous les hommes compétents qui le visitent, c'est une véritable *trouvaille*. Il ne fallait pas moins qu'un pareil emplacement pour décider de l'énorme succès, aujourd'hui le triomphe de l'idée qu'il représente.

En effet, il n'est pas possible d'imaginer rien de plus complet, surtout sous le rapport des lois de l'hygiène ; elles sont là à l'état de perfection, et le microbe, quel qu'il soit, cet invisible ennemi contre lequel la science s'acharne, qu'elle analyse, qu'elle dissèque pour ainsi dire sur le champ où il exerce ses ravages, qu'elle va chercher jusque dans le poumon pour surprendre le secret de son œuvre funèbre, n'existe pas à Pen-Bron ! Quand on l'y amène, il ne peut pas y vivre : lentement, sûrement, il succombe dans la lutte que lui livre impitoyablement cet air aux morsures profondes qui vient de l'infini, pour perpétuellement engendrer la vie, et, comme le disait Russell, cédant à l'inspiration de son génie, *refaire et créer !*

Aussi, Pen-Bron a-t-il de prime-saut conquis l'immense réputation que confirmeront de plus en plus ses succès. Instrument puissant, conquête merveilleuse, il vient à point pour seconder les efforts de la thérapeutique moderne ; il donnera raison aux Verneuil, aux Grancher, aux Bergeron, aux Lannelongue, et à tant d'autres dominés par l'ardente ambition de vaincre la tuberculose, cet ennemi si redoutable qui décime l'humanité et qui bientôt l'anéantirait sans ces grands apôtres de la science, à la foi robuste, qui se passionnent pour défendre nos existences.

A Pen-Bron, les médecins ne sont point allés combattre cet ennemi perfide jusque dans l'organe délicat où mystérieusement et loin de leurs regards il accomplit son œuvre de mort ; mais ils l'ont mis à nu dans ces fongosités, sortes de pépinières où il se multiplie à l'infini ; et, le livrant aux morsures de l'air vivifiant, le grand médecin de ce lieu, ils ont acquis la certitude que là ils en deviendraient les maîtres, et déjà plus d'une victoire leur a donné raison.

Placé à l'extrémité de la pointe qui porte ce nom, l'hôpital-marin de Pen-Bron se dresse coquet et fier au milieu des flots, en face la mer sauvage, encadré dans un paysage vraiment séduisant, surtout aux heures où l'estompent les légères vapeurs que le soleil colore, rappelant certains coins de l'idéal Orient chanté par les poètes. — La gaieté, le calme, le repos, tout ce qui peut contribuer à faire s'épanouir l'espérance dans le cœur de ceux qui souffrent, se trouvent réunis là comme à souhaits, se reflétant sur toutes ces physionomies, hier encore tristes et ravagées par le mortel chagrin qui les envahissait, sous l'empire du mal né en même temps qu'eux, triste compagnon de leur berceau. — C'est que la brise leur chuchote aux oreilles des promesses qui les ravissent : la Foi les gagne, l'Espérance les relève, la Charité les console ; ils sentent, les pauvres petits, ce qu'ils n'ont jamais éprouvé, et, fixant l'avenir, ils lisent dans le mystérieux lointain où leurs regards se plongent, ce mot magique qui les enchante : *Guérison !*

C'est que Pen-Bron est un être vivant, possédant ses organes qui fonctionnent régulièrement, des organes géants soumis à des lois invariables : les brises, les tempêtes, le mouvement régulier des marées qui, soit qu'elles montent ou qu'elles descendent, apportent, à l'aller comme au retour, des effluves puissantes chargées de vie ; d'une part, venant du large, de cet infini profond qui étonne ; de l'autre, celles plus concentrées et plus sédatives, venant des marais salants, après l'invasion du flux. Comme si ce n'était pas assez, ces mouvements formidables déterminent autour de cette pointe, pour l'assainir perpétuellement, de véritables courants de foudre balayant tout ce qu'ils rencontrent sur leur passage. — Mais là ne s'arrêtent pas les prodigalités de la nature, qui semble avoir choisi cette pointe comme centre de ses bienfaits au point de vue marin ; la température y est d'une douceur infinie, même l'hiver, sous l'influence d'un des épanouissements du Gulf-Stream, ce gigantesque calorifère sous-marin, nous apportant les tièdes haleines des tropiques ; et, enfin, comme complément de cet ensemble, peut-être unique en Europe, nous avons encore à profusion les eaux-mères des salines, ce précieux adjuvant du traitement marin, qui feront de notre station une rivale de Salies-de-Béarn, dont la réputation est si grande. Mais ce qui n'existe pas à Salies-de-Béarn, et ce que nous possédons dans toute sa plénitude, c'est le milieu marin par excellence ; c'est là le grand secret, l'inéluctable vérité, qui font de notre hôpital-marin l'idéal du genre. Avant peu, cela n'est pas douteux, cette pointe de Pen-Bron et toute la presqu'île, sera une station que la renommée consacrera et dont le département de la Loire-Inférieure peut être justement fier.

L'organisation de l'hôpital est absolument régulière et tout à fait en règle avec la loi, en attendant qu'il soit reconnu d'utilité publique. Constituée par acte passé chez Me Luzierre, notaire à Nantes, enregistré le 6 juillet 1888, la Société, par arrêté préfectoral en date du 24 mai 1888, a reçu l'autorisation administrative, après avoir au préalable justifié de sa situation financière et fourni la preuve que ses recettes balançaient ses dépenses. Aujourd'hui, l'hôpital suffit à tous les besoins de la population qui lui est confiée; sa vie légale ne saurait donc être révoquée en doute. Dans ces conditions, nous pouvons recevoir telles subventions qu'il plaira aux pouvoirs publics, aux départements, aux communes de nous allouer.

La Société est composée de dix membres formant le Conseil d'administration dont les noms suivent :

RIVRON, chevalier de la Légion-d'Honneur, président de la Chambre de Commerce de Nantes, administrateur de la Compagnie d'Orléans, *président ;*

CROUAN, chevalier de la Légion-d'Honneur, vice-président de la Chambre de Commerce de Nantes, *vice-président ;*

BENOIT, conseiller d'arrondissement au Pouliguen, *trésorier ;*

CAMPROGER, inspecteur des chemins de fer d'Orléans, *secrétaire du Conseil ;*

Dr JOLLAN DE CLERVILLE, *secrétaire ;*

Dr GRAZAIS, *membre ;*

Jules HARDY, propriétaire, —

Emile MAULOUIN, notaire, —

H. PALLU, chevalier de la Légion-d'Honneur, ancien inspecteur des enfants assistés, —

PRIHON, ancien médecin de la Marine, —

II.

L'hôpital de Pen-Bron a pour but d'assurer aux enfants de faible constitution le bienfait des bains de mer et des bains d'eaux-mères ; il a été ouvert le 8 septembre 1887 ; ce jour-là il recevait son premier malade, enfant assisté d'Indre-et-Loire, le jeune Guillot (René), âgé de 9 ans, atteint de coxalgie suppurée, qui, depuis longtemps, végétait dans une des salles de l'hospice de Tours, dépérissant à vue d'œil et semblant perdu. L'honorable Dr Thierry, médecin des hôpitaux, dans le service duquel cet enfant était placé, avait déjà entendu parler de Pen-Bron ; il eut la bonne inspiration de nous le confier. Pour notre premier malade, de prime abord, il nous parut que nous n'étions pas heureux ; l'avenir a justifié du contraire, et le résultat obtenu, dépassant toute espérance, nous révéla bientôt les prodiges que nous pouvions attendre de notre station marine. En effet, le 22 mars dernier, après six mois et demi de séjour, le jeune Guillot était rendu à son département entièrement guéri. La lettre du Dr Thierry proclame, avec une éloquence qui se passe de commentaires, cette cure si rapide de notre premier petit malade.

Monsieur le Directeur,

Je vous donne bien volontiers mon appréciation sur la cure que le jeune René-Emile Guillot a faite à l'hôpital maritime de Pen-Bron.

Cet enfant, qui était traité, depuis le 15 juillet 1886, dans nos salles de chirurgie, pour une coxalgie suppurée, était dans un état avancé d'émaciation et d'épuisement, lorsque je jugeai nécessaire, au commencement de septembre 1887, un séjour prolongé au bord de la mer pour arriver à la guérison. Cet enfant nous est revenu le 22 mars dernier, dans un état de santé superbe.

La lésion locale, trajets fistuleux et suppuration, ont complètement disparu. L'enfant marche et saute sans la moindre douleur ; la claudication témoigne seule, des désordres de l'articulation. — Quant à l'état général, la bonne mine actuelle contraste tellement avec le facies misérable du petit malade avant son départ, que cet enfant est à peine aujourd'hui reconnaissable par les personnes qui lui donnaient des soins l'année dernière.

C'est un remarquable exemple des bons effets qu'on peut attendre du séjour sur les plages maritimes, de nos petits scrofuleux ou tuberculeux, qui trop souvent s'étiolent dans nos salles d'hôpital. — C'est un encouragement pour l'initiative courageuse qui s'est vouée à cette œuvre bienfaisante des hôpitaux maritimes.

Agréez, Monsieur le Directeur, l'assurance de ma parfaite considération.

Signé : Dr A. THIERRY,

Chirurgien adjoint à l'hôpital,
Professeur suppléant à l'Ecole de Médecine.

Tours, 6 avril 1888.

Depuis cette époque, les enfants se sont succédé sans interruption, et voici le mouvement qui s'est produit :

Du 8 septembre 1887 au 1er novembre 1891, l'hôpital a reçu 675 malades.

Les rapports de nos chirurgiens, envoyés dans un grand nombre de départements, ont convaincu les Préfets et les Conseillers généraux, et les envois d'enfants par les départements ont pris de grandes proportions; en voici le détail.

Nous avons reçu :

1°	De l'assistance publique de Paris....	20	enfants.
2°	Des hospices civils de Rouen.......	33	—
3°	De la ville de Nantes.............	34	—
4°	Du département de la Loire-Inférieure.	27	—
5°	— Indre-et-Loire....	23	—
6°	— Maine-et-Loire...	18	—
7°	— la Haute-Marne...	1	—
8°	— Morbihan.........	3	—
9°	— Deux-Sèvres.....	15	—
10°	— l'Indre..........	15	—
11°	— la Marne........	4	—
12°	— la Vienne........	28	—
13°	— Loir-et-Cher.....	3	—
14°	— Finistère........	3	—
15°	— Seine-Inférieure..	11	—
16°	— la Mayenne......	1	—
17°	— l'Eure-et-Loire...	3	—
18°	Ministère de l'Intérieur............	8	—
	Soit au total.....	250	enfants

rien que des départements, sur lesquels 195 ont été renvoyés guéris ; les autres continuent leur traitement à l'hôpital.

III.

Les maladies traitées à Pen-Bron sont multiples. Pour les indiquer et pouvoir vous exposer les divers traitements subis par les malades, nous ne pouvons mieux faire que d'annexer à la présente notice le rapport très remarquable rédigé par les chirurgiens de l'hôpital qui, les premiers, se sont dévoués à l'œuvre si intéressante de Pen-Bron.

Dans ce rapport, que vous trouverez plus loin, rien n'y

manque ; il est d'une précision absolue, il contient tout ce qui peut intéresser : l'âge de l'enfant, la nature de la maladie, les différentes phases par lesquelles elle a passé, le traitement suivi, les médicaments employés ; tout y est.

IV.

PROGRESSION des entrées à l'hôpital-marin de Pen-Bron du 8 *septembre* 1887 *au* 1er *décembre* 1891.

ENFANTS ENTRÉS A L'HÔPITAL.

En 1887..........	14
1888..........	140
1889..........	158
1890..........	170
1891..........	193
Total.....	675

Le tableau qui précède indique la progression dans laquelle se sont effectuées les 675 entrées.

Pendant la première année, période active de notre organisation, notre population atteint lentement le chiffre de 60 malades. Mais bientôt, en même temps que notre réputation s'accroît, les demandes se multiplient dans de telles proportions que les *soixante* lits sont devenus insuffisants et qu'il a fallu songer à en augmenter le nombre, qui est aujourd'hui de 192.

Au commencement de juillet 1891, nous étions débordés, au point que nous refusions des malades. Pour répondre aux demandes nombreuses qui nous sont adressées de toutes parts, il a fallu et il faudra nous agrandir encore, ce qui ne peut plus s'effectuer désormais qu'en recourant à des constructions nouvelles.

Malheureusement notre situation financière ne nous permet pas encore de réaliser ce desideratum, pas plus que d'ouvrir nos salles aux nombreux malades de familles indigentes qui, chaque jour, nous supplient de porter secours à leurs pauvres enfants, incapables qu'elles sont, malgré la modicité de notre prix de journée, fixé à 1 fr. 80 c., d'offrir à leurs chers malades les bienfaits du traitement marin (1).

C'est là un des côtés très intéressants de l'importante question qui nous occupe. — Jusqu'à ce qu'il nous soit possible de payer, dans une certaine mesure, notre tribut à la gratuité, nous devons solliciter le concours de l'Etat, des départements, des communes, et surtout de la charité privée, afin de donner satisfaction à cette population si nombreuse des déshérités qui, n'ayant souvent même pas le moyen de vivre, ont encore bien moins celui de demander à un établissement spécial la guérison qu'ils ne trouvent pas dans les hôpitaux des villes où, selon l'expression d'un médecin célèbre, ils se scrofulisent davantage.

En présence des résultats obtenus à l'hôpital de Berck-sur-Mer, pour les malades indigents du département de la Seine, dont les guérisons atteignent la proportion de 70 %; devant l'œuvre naissante de Pen-Bron, qui vient confirmer cette longue expérience de son aîné, l'avenir le plus prochain satisfera, il faut bien l'espérer, aux obligations du grand devoir social que la création des hôpitaux marins impose désormais à la France entière.

(1) Pour donner une idée du nombre de ces malheureux : à Nantes, par exemple, pour dix lits récemment votés, la municipalité, en deux jours, s'est trouvée en présence de 80 demandes.

Après Berck-sur-Mer, c'est Pen-Bron qui offre aux malades des départements le secours si précieux de son incomparable milieu marin, avec des résultats inespérés. Un peu plus loin, dans la Gironde, c'est Arcachon qui, sous l'ardente impulsion du docteur Armaingaud, de Bordeaux, un des promoteurs de l'idée aujourd'hui réalisée, inaugura son premier sanatorium. C'est Banyuls, dans les Pyrénées-Orientales, sur les côtes de la Méditerranée.

Devant l'intensité du mal, les instruments pour le combattre, autant que les efforts, vont se multiplier; en présence du remède, toutes ses victimes souriront, à travers leurs larmes, à ce nouvel essor de la thérapeutique moderne; et bientôt on se demandera, avec étonnement, comment il aura été possible de rester si longtemps spectateurs impassibles devant ce fléau terrible qui décime la nation, l'amoindrissant, l'anéantissant chaque jour. Et puis, consolation suprême, ce mal n'apparaîtra plus comme une honte, comme une flétrissure, puisque, de même que les autres, on le guérira.

Assurément, ce qui se passe est le signal d'un véritable réveil, qui contribuera puissamment au relèvement du capital humain de la Patrie française, si profondément menacé, d'une part par la diminution de la natalité, de l'autre par la dégénérescence croissante de notre sang.

Pen-Bron, sous sa forme embryonnaire, a montré tout ce qu'on était en droit d'attendre de lui. 18 départements ont tenté l'expérience en lui adressant leurs malades les plus gravement atteints. Les services des enfants assistés ont suivi cet exemple. L'assistance publique de Paris, qui a à sa disposition tous les hôpitaux de France, est venue à Pen-Bron et y a conduit 20 enfants.

C'est bien là la préface du grand mouvement que la

science réclame par l'organe de son corps médical, qui salue cette ère nouvelle de régénération, véritable triomphe de l'esprit moderne sur l'incurie du passé.

Les Pouvoirs publics eux-mêmes ont subi l'entraînement qui s'est emparé de la nation tout entière, avide de force et de vie ; l'Etat, des départements et des communes chaque année inscrivent à leurs budgets des crédits, modestes sans doute, mais qui sont le point de départ des sacrifices qu'un grand peuple doit savoir consentir, surtout lorsqu'il s'agit du relèvement de sa race.

Notre premier soin, cela était bien naturel, avait été de songer aux malheureux que la misère condamne à végéter sans soins sérieux dans leurs familles, aussi bien qu'à ceux qui ne tirent aucun profit de leur séjour dans les hôpitaux des villes. Mais notre œuvre ne doit pas s'arrêter là ; d'autant plus que la seconde partie du programme qu'elle nous trace aidera puissamment à son développement, et plus tard à l'entretien de lits gratuits. Nous voulons parler d'un pensionnat et de châlets dans lesquels nous recevrons des enfants de familles aisées, dont la débilité nécessitera un séjour plus ou moins prolongé dans notre milieu marin. De très nombreuses demandes nous sont déjà parvenues ; nous pourrons y satisfaire dans un avenir prochain.

Pour entrer dans cette voie, nous sommes dans l'obligation de faire appel à la charité privée, que nous considérons comme l'âme de cette œuvre. En effet, dans un pays comme le nôtre, où la charité a une si grande puissance de ressort qu'elle s'étend jusqu'à l'étranger, aux pires heures des calamités publiques, n'est-il pas vraiment patriotique d'espérer que ce soit par le concours de tous que notre régénération s'opérera. Il y a là une sorte de solidarité nécessaire qui n'échappera à personne.

En dehors de cette intervention de tous pour tous, nous

sollicitons le concours de tous les départements, leur réclamant non seulement l'entretien de malades, mais encore des subventions.

S'il est un sacrifice qui semble facile à consentir, c'est bien celui-là, puisqu'il s'agit des forces de la patrie.

Les subventions des Conseils généraux doivent aider à notre développement. Certains départements, comme certaines grandes villes, doivent y contribuer largement en prenant l'initiative de créer des pavillons spéciaux portant leurs noms, où leurs malades seront reçus et traités.

Si cette idée pouvait être acceptée, ne serait-il pas consolant de voir notre œuvre, tout entière faite de patriotisme, se synthétiser pour ainsi dire dans cette expression, réalisant d'une façon si parfaite le grand mobile qui nous l'a inspirée ?

Le Conseil général de la Loire-Inférieure, sur le territoire duquel s'élève notre hôpital-marin, a donné l'exemple du mouvement que nous sollicitons en nous confiant non seulement des malades, mais encore en nous votant une subvention, qui répondra à l'urgence qu'il y a de nous agrandir.

Les locaux affectés actuellement aux filles, avec de vastes baies, s'ouvrant de chaque côté sur la mer, se composent de quatre dortoirs contenant 102 lits. — Le dortoir des garçons, séparé complètement des précédents, renferme 60 lits.

Le matériel, mobilier, linge, literie, etc..., est suffisant pour les besoins actuels ; il est cependant nécessaire de prévoir l'achat de vêtements pour certains enfants, à leur arrivée à l'hôpital.

Le personnel de l'hôpital comprend, sous la haute surveillance d'un Conseil de dix membres, dix Sœurs, appartenant aux filles de Saint-Vincent-de-Paul, une Supérieure pour la surveillance générale, une Sœur pour la pharmacie et la classe, deux Sœurs pour la cuisine, deux Sœurs pour la buanderie et la lingerie, quatre Sœurs pour les salles, huit Infirmières. Un Aumônier est attaché à l'établissement.

Le service de santé comprend : un médecin, faisant trois visites par semaine ; deux chirurgiens ; un médecin spécialiste, chargé de l'ophtalmologie ; un médecin spécialiste pour les maladies du larynx, du nez et des oreilles ; un dentiste et un interne.

Telle est la situation générale de Pen-Bron après quatre années d'existence, malgré bien des difficultés et de très rudes épreuves. Mais ces dernières étaient nécessaires : recevoir le baptême de la souffrance est un signe de vie pour une œuvre. De ce côté, nous avons été bien servis ; aussi notre joie est-elle aujourd'hui proportionnée aux épreuves subies, et sommes-nous forts pour de nouvelles luttes qui porteront leurs fruits.

V.

Conditions d'admission.

Les enfants des deux sexes ne sont reçus qu'à partir de l'âge de 4 ans.

Les filles y sont reçues à tout âge ; les garçons, provisoirement, jusqu'à l'âge de quinze ans et jusqu'à ce que les constructions nouvelles soient terminées.

Le régime de la Maison est surtout fortifiant : les enfants y vivent de la vie de famille, dans une grande liberté, toutefois sous une surveillance active ; on leur fait la classe deux heures par jour, et chaque jour, également, ils prennent un bain, soit dans la mer, soit à la maison, selon l'ordonnance du médecin.

Le Médecin en chef, qui voit les enfants trois fois par semaine, est secondé par un interne chargé chaque jour des pansements, il habite dans l'Etablissement.

Chaque enfant, en arrivant dans la Maison, doit apporter :

1° Son acte de naissance ;

2° Le bulletin médical délivré par son médecin ;

3° L'engagement signé par ses parents ou ses bienfaiteurs de payer le prix de la pension.

4° Un trousseau composé selon la volonté des familles, mais qui doit contenir le linge de corps, les vêtements, plusieurs paires de chaussures et un costume de bain en laine. — La Maison ne fournit que les draps et les serviettes.

Le prix de la pension est fixé à 1 fr. 80 c. par jour, tous frais compris, et payable d'avance. Le premier mois est acquis à l'Etablissement, quelle que soit la durée du séjour de l'enfant ; mais, en dehors du premier mois, la pension est payée par jour.

Aux termes d'une circulaire adressée par M. le Ministre de l'Intérieur dans tous les départements, à la date du 19 septembre 1890, les Préfets peuvent délivrer des bons de transport, par voix ferrée, à tous les enfants pauvres, indigents ou assistés, qui se rendent à Pen-Bron et qui en sortent, ainsi qu'à la personne qui les accompagne.

15 décembre 1891.

ANNEXES.

NOTES

SUR

LES MALADES TRAITÉS A L'HOPITAL MARIN DE PEN-BRON

(LOIRE-INFÉRIEURE)

PENDANT LES ANNÉES 1887-88-89

PAR

LOUIS GRUGET, Chirurgien des Hôpitaux
LOUIS POISSON, Professeur à l'Ecole de Médecine

Chirurgiens de l'Hôpital de Pen-Bron.

L'hôpital marin de Pen-Bron, près le Croisic (Loire-Inférieure), existe depuis deux ans à peine.

Il a commencé d'une façon modeste, par quelques lits, et a pris, en très peu de temps, un développement tel, qu'on peut affirmer qu'il est destiné à devenir considérable.

Tout a été dit sur sa situation et sur les avantages qu'elle présente; les médecins qui nous ont fait l'honneur de le visiter ont été unanimes dans leurs éloges.

Le moment nous semble venu de publier les résultats que nous avons obtenus pour la guérison de la tuberculose locale dans ce milieu marin.

L'hôpital de Pen-Bron a été ouvert le 8 septembre 1887. Depuis cette époque jusqu'au 1er août 1889, 280 malades y ont été admis.

Il y a actuellement 132 enfants en traitement.

Il en est sorti 148.

Ces malades peuvent être divisés, au point de vue de l'étude, en plusieurs catégories distinctes, suivant les affections dont ils étaient atteints.

1° Adénopathies tuberculeuses;

2° Tumeurs blanches de l'articulation coxo-fémorale;

3° Autres tumeurs blanches;

4° Maux de Pott;

5° Ostéites tuberculeuses;

6° Fongosités tuberculeuses;

7° Lupus;

8° Affection des yeux;

9° Autres affections moins nombreuses, rentrant moins directement ou ne rentrant pas dans le cadre de la tuberculose locale : rachitisme, périostites phlegmoneuses, anémie, etc.;

10° Syphilis héréditaire.

Adénopathies tuberculeuses.

Soixante-quatre enfants atteints d'adénopathies tuberculeuses ont été admis à l'hôpital de Pen-Bron.

Vingt-cinq en sont sortis; les autres sont encore actuellement en traitement.

Occupons-nous d'abord de ceux qui ont quitté l'hôpital.

Sur ce nombre de 25 enfants, 14 ont été guéris, 5 améliorés, 6 ont été réclamés avant le temps nécessaire pour une guérison complète.

Nous n'étonnerons personne en disant que, de toutes les affections scrofuleuses, les adénopathies sont peut-être celles qui sont le plus incurables, le plus réfractaires à toute espèce de traitement, et cette série de 14 guérisons, si peu nombreuse qu'elle paraisse au premier abord, est encore remarquable.

Voici, très abrégées, ces observations :

1° L., P.-P. Entré le 8 octobre 1887. Sorti le 27 décembre 1887.

Ganglions cervicaux engorgés. Guéri.

Séjour : 76 jours.

2° P., J. Entrée le 8 octobre 1887. Sortie guérie le 6 juillet 1888.

Adénopathies tuberculeuses péri-maxillaires.

Séjour : 268 jours.

Un certain nombre de glandes avait suppuré et l'enfant portait de nombreuses cicatrices au cou et à la joue.

3° C., M. Entrée le 7 mars 1888. Sortie guérie le 6 avril 1889.

Ganglions nombreux, dont un énorme, suppure en arrière du sterno-mastoïdien, grattage. Peu de temps après, ablation d'un petit ganglion cervical qui n'avait aucune tendance à la résorption.

Séjour : 394 jours.

4° Fr., L. Entrée le 14 mai 1888. Sortie guéri le 8 novembre 1888.

Ganglions cervicaux volumineux hypertrophiés et ramollis. Grattages successifs et injections de teinture d'iode.

Séjour : 174 jours.

5° M., L. Entrée le 27 juillet 1888. Sortie guérie le 25 février 1889.

Adénite suppurée du creux axillaire. Le 25 août il n'y a plus de suppuration. A la suite d'un coup de pied, adénite suppurée de l'aîne.

Durée de séjour : 208 jours.

6° Br., A. Entrée le 16 juillet 1888. Sortie guérie de son adénopathie le 16 septembre 1888.

Ganglion cervical droit engorgé. Atrophie musculaire de la jambe droite.

Séjour : 60 jours.

7° R., L. Entrée le 8 octobre 1887. Sortie guérie le 6 juillet 1888.

Adénite cervicale non suppurée.

Séjour : 268 jours.

8° C., M. Entrée le 8 août 1888. Sortie guérie le 4 mars 1889.

Ganglions cervicaux non suppurés. Ulcères de la cornée.

Séjour : 206 jours.

9° P., J. Entré le 4 août 1888. Sorti guéri le 20 mai 1889.

Ganglions suppurés de l'angle de la mâchoire. 18 avril, grattage.

Séjour : 316 jours.

10° Ta., P. Entré le 5 août 1888. Sorti le 14 octobre 1888.

Impétigo du cuir chevelu. Ganglions cervicaux non suppurés.

Séjour : 69 jours.

11° Do., M. Entré le 8 août 1888. Sorti guéri le 30 septembre 1888.

Ganglions sous-cutanés cervicaux peu volumineux.

Séjour : 52 jours.

12° Tr., J. Entrée le 13 août 1888. Sortie guérie le 30 avril 1889.

Adénite cervicale énorme suppurée. Injections d'éther iodoformée.

Séjour : 227 jours.

13° Ma., G. Entré le 13 octobre 1888. Sorti guéri le 12 juin 1889.

Nombreux ganglions suppurés du cou.

Séjour : 239 jours.

14° Gr., J. Entrée le 13 octobre 1888. Sortie guérie le 27 mars 1889.

Ganglions non suppurés sous-maxillaires. Anémie profonde.

Séjour : 164 jours.

La durée moyenne de séjour de ces 14 ganglionnaires guéris a donc été de 194 jours, un peu moindre, par conséquent, que celle qu'accusait M. Cazin à la Société de chirurgie lors de la discussion de 1884.

L'amélioration pour ceux qui ont quitté l'hôpital avant la guérison complète a consisté dans la disparition de la suppuration ou dans une régression partielle de l'adénopathie.

Il est assez difficile d'établir dans quelle proportion les guérisons se sont maintenues après la sortie de l'hôpital. Quelques malades cependant ont été revus par nous et les accidents ne s'étaient pas reproduits.

Les 39 ganglionnaires encore en traitement nous promettent une série de nouvelles guérisons et les cas sont très rares où, après un séjour de 3 ou 4 mois, nous n'avons à noter aucune amélioration.

La thérapeuthique s'est bornée dans les moyens classiques : solution iodée iodurée, huile de foie de morue l'hiver, phosphate de chaux, frictions au savon noir, compresses d'eaux-mères, bains d'eaux-mères sur lesquels nous reviendrons.

Nous n'avons jamais obtenu des injections d'éther iodoformée, d'iode, d'acide phénique, des résultats bien saisissants. Nous continuerons cependant nos expériences à ce sujet.

Nous avons été obligés d'intervenir 9 fois chirurgicalement sur ces 64 adénopathies tuberculeuses.

Voici, à ce propos, notre manière d'agir :

Il faut tout d'abord distinguer les deux cas suivants :

1° Les ganglions sont simplement hypertrophiés, ne suppurent pas et n'ont pas de tendance à la suppuration ;

2° Les ganglions sont suppurés ou ramollis de telle sorte qu'ils sont sur le point de l'être.

La règle dans le premier cas est de s'abstenir ; nous n'agissons que quand les ganglions sont *superficiels, isolés, peu nombreux, facilement énucléables,* quand, en un mot, l'opération n'offre aucune difficulté et ne peut avoir de complications. Quand, dans ces conditions, l'air marin n'a produit, après plusieurs mois, aucune amélioration sérieuse, quand surtout les parents insistent pour une opération, nous ne voyons aucune raison sérieuse pour refuser une tentative d'ablation. Le danger peut être considéré comme nul, l'esthétique y gagne et on peut peut-être éviter ainsi une généralisation future tout en remédiant à une difformité désagréable.

S'agit-il au contraire de masses *volumineuses et profondément enclavées*, nous regrettons toujours d'agir. On n'est jamais sûr alors d'enlever tous les ganglions et l'opération nous entraîne parfois beaucoup plus loin qu'on voudrait.

Observation. — Mlle Go., M., âgée de 20 ans (de Savenay), entre le 5 juillet 1888 à Pen-Bron. Elle porte à la région sous-maxillaire une masse énorme de ganglions hypertrophiés ; la tumeur est allongée, presque grosse comme le poing, dure et lobulée. Tous les moyens sont employés pour faire diminuer cette masse ganglionnaire, mais tout ce qu'on obtient est un peu de ramollissement et une certaine division des ganglions qui semblent s'isoler les uns des autres.

Le 16 mai 1889, après un séjour de 10 mois, la jeune fille et sa famille nous sollicitent d'intervenir. Nous y consentons après avoir fait nos réserves sur le résultat. Longue incision, légèrement curviligne se portant en avant et partant de l'angle du maxillaire, dissection très laborieuse à la partie profonde qui nous conduit au contact de la jugulaire qui est heureusement respectée, hémostose, réunie par première intention. Les suites furent des plus heureuses ; le premier pansement est fait au bout de huit jours, l'incision est presque entièrement cachée sous le maxillaire.

Le 1er juillet la guérison se maintient, mais on remarque profondément encore de petits noyaux ganglionnaires.

L'examen de la tumeur nous montre au milieu de

masses indurées des ganglions en dégénérescence caséeuse qui eussent abouti un jour ou l'autre à la suppuration. Mlle Go. tirera, nous l'espérons, un certain profit de cette grosse intervention, mais elle a présenté de très sérieuses difficultés et un danger réel.

Nous serions peut-être moins réservés pour les ganglions axillaires. Il n'y a plus ici la question d'esthétique, mais la gêne qu'entraînent les masses volumineuses de l'aisselle, la moindre gravité de l'opération, la facilité plus grande qu'on a de tout enlever justifient un peu plus de hardiesse.

Observation. — Mlle Pe., J., entrée à Pen-Bron le 23 mai 1888, a déjà été opérée, par le professeur Chenantais (de Nantes), d'une masse ganglionnaire énorme située dans l'aisselle droite. Elle en a tiré le plus grand profit et réclame instamment que nous lui pratiquions la même opération dans l'aisselle gauche qui a été à son tour envahie par la tuberculose ganglionnaire.

Le 23 mai 1889, c'est-à-dire un an après son entrée, nous cédons à son désir. L'opération est relativement simple. La plaie est guérie au bout de quelques jours.

Nous avons eu bien des fois à l'Hôtel-Dieu de Nantes ou dans la clientèle l'occasion d'intervenir de la même façon dans l'aisselle, nous n'avons jamais eu à le regretter.

Quand les ganglions sont suppurés et que les fistules n'ont aucune tendance à se guérir malgré un séjour de plusieurs mois, l'intervention nous semble beaucoup plus indiquée. Mais faut-il procéder par ablation méthodique ou par curettage, grattage, drainage ?

Ici encore le chirurgien ne saurait adopter une ligne de conduite uniforme.

A-t-on affaire à un ganglion isolé ou facilement isolable, suppuré, il semble qu'il y ait avantage à procéder par énucléation avec ou sans réunion consécutive.

Observation. — La., M., ostéite guérie de l'index droit. — Ganglion sous-maxillaire suppuré, entre à Pen-Bron le 20 juin 1889. — L'enfant est dans un bon état général, mais ses parents l'amènent à l'hôpital pour qu'on la débarrasse de ce ganglion suppuré ; la peau à ce niveau s'est ulcérée dans l'intervalle de plusieurs centimètres ; elle est décollée tout autour du ganglion qui ne tient plus que par les parties profondes. Résection de la peau amincie jusqu'à des portions franchement saines ; dissection profonde du ganglion. La plaie opératoire ne présente plus alors que des tissus absolument indemnes et nous pratiquons une réunion par première intention avec drainage ; elle est obtenue au bout de quelques jours.

Nous pourrions citer, tant à Pen-Bron qu'ailleurs, un grand nombre d'observations de ce genre, dans lesquelles une opération sans danger a de beaucoup abrégé le temps de la guérison et peut-être mis l'enfant à l'abri d'une généralisation. L'intervention n'offre aucun danger ; on sait qu'on ne dépassera pas certaines limites et qu'on pourra tout enlever.

S'agit-il, au contraire, d'une masse volumineuse en voie de fonte caséeuse s'enfonçant profondément ; l'ablation devient dangereuse et doit être répudiée. Nous n'en voulons comme preuve que l'opération malheureuse de Poulet, du Val-de-Grâce (Société de chirurgie, 1884), mais tous les chirurgiens qui se sont lancés dans de pareilles entreprises l'ont regretté ; il est bien rare que les dangers auxquels on s'expose soient compensés par des résultats suffisants. Dans ces cas, en effet, les rapports anatomiques sont changés ; les parois des gros troncs veineux ont contracté des adhérences ou se déchirent facilement et le malade est exposé à toutes les complications immédiates ou consécutives d'une ligature sur les gros vaisseaux. On devra surtout dans ces cas s'abstenir de la cautérisation profonde au chlorure de zinc qui peut avoir sur les parois vasculaires le plus mauvais effet.

L'intervention n'est pas seulement dangereuse ; elle est illusoire ; d'autres ganglions ont échappé à vos recherches minutieuses qui se tuberculiseront et suppureront à leur tour.

Est-ce à dire que dans tous les cas de masses tuberculeuses suppurées on doive s'abstenir de parti pris ? Non, certes. Il y a d'abord les cas où la main de l'opérateur est forcée par des accidents imminents.

Dernièrement l'un de nous a été appelé auprès de la fille d'un officier supérieur, présentant à la région cervicale une de ces masses en voie de fonte caséeuse ; la fièvre était vive depuis quelques jours, avec frissons et inappétence, la respiration gênée par la compression de la trachée et dans cette masse ganglionnaire on sentait nettement à côté de noyaux encore durs des points nettement fluctuants. L'indication était formelle de donner jour au pus et de draîner le mieux possible pour remédier à ces accidents pressants ; l'opération a été faite et a donné les meilleurs résultats.

Dans beaucoup de cas, le grattage ou curettage, fût-il imparfait, rend les plus grands services en transformant en plaie simple une plaie compliquée, anfractueuse, difficile à laver. Le curettage incomplet trouvera sa raison d'être dans les adénopathies avec fistules persistantes, ulcérations, décollements multiples, cause de gêne et de danger. Il permettra d'établir un drainage, et le drainage assurera des injections modificatrices. Nous avons très souvent vu des enfants cachectisés du fait d'une longue et abondante suppuration, se relever à la suite d'une intervention de ce genre, et l'air marin aidant, arriver à la guérison complète.

Le curettage complet ayant la prétention de se substituer à l'ablation méthodique, la curette remplaçant le bistouri, nous semble, quand il s'agit de masses profondes suppurées, illusoire et dangereux au même titre que l'ablation; plus illusoire et plus dangereux même, parce qu'il est plus aveugle. Le curettage, poussé dans ses dernières limites, peut, en effet, comme l'ablation, dénuder et intéresser de telle façon les vaisseaux du cou, qu'on ait à craindre les mêmes accidents qu'après l'ablation.

Le curettage complet ne trouve sa raison d'être que dans les cas de ganglion suppuré, *isolé*, dont l'ablation méthodique avec le bistouri serait impossible à cause des adhérences contractées avec les parties voisines ou du ramollissement de la poche. Il donne alors, surtout quand la région permet de le faire dans toute sa rigueur, les plus brillants résultats.

Observation. — Ca., N. Entrée le 7 mars 1888. Présente, à la partie cervicale postérieure, en arrière du sterno-mastoïdien, un énorme ganglion suppuré; mais la peau est encore épaisse, et plus on attendra, plus les décollements et les désordres seront considérables. — Incision large, grattage complet de la poche jusqu'à ce qu'on arrive sur des tissus normaux. Il en résulte une plaie saignante du plus bel aspect. Il ne reste rien du ganglion. Drainage. Guérison en 15 jours.

Un petit ganglion isolé est enlevé à quelque temps de là. La malade reste à l'hôpital pour améliorer son état général. Elle sort guérie le 6 avril 1889.

Pa., J. Entré le 4 août 1888. Ganglions suppurés de l'angle de la mâchoire. Malgré les frictions au savon noir, la teinture d'iode, l'huile de foie de morue, etc., l'état reste stationnaire. Grattage complet. Le petit malade guérit rapidement de son opération. Il quitte l'hôpital le 20 mai 1889.

Notre pratique, on le voit, se rapproche singulièrement de celle de nos maîtres : Verneuil, Trelat, Terrier, Cazin.

Elle pourrait se formuler en ces termes : Attendre longtemps avant d'agir chirurgicalement, car le séjour prolongé au bord de la mer donne parfois, sans opération, des résultats merveilleux. N'agir que quand il y a des indications formelles, ne le faire que quand l'intervention sera sans danger. Ne pas se laisser aller trop facilement à la tentation et à l'illusion de l'extirpation complète, quelque séduisante qu'elle soit.

Une pratique préliminaire au grattage ou à l'ablation des ganglions suppurés nous semble excellente ; c'est celle qui a été conseillée par Barette au congrès de la tuberculose (1888) et qui consiste dans la modification préalable des poches ganglionnaires suppurées par des injections d'éther iodoformée.

Tumeurs blanches de l'articulation coxo-fémorale.

Nous avons reçu à l'hôpital de Pen-Bron 43 coxalgiques.

Sur ces 43 coxalgies, 15 étaient suppurées et quelques-unes dans les conditions les plus graves. 28 étaient des coxalgies sans suppuration, mais nous arrivant dans de très mauvaises positions, munies d'appareils insuffisants ou dans des gouttières de Bonnet remplissant incomplètement leur office.

Huit fois nous avons été obligés d'intervenir pour le drainage ou l'ouverture d'abcès, l'extraction de séquestres, etc. Nous n'appelons pas intervention les redressements lents ou rapides des articulations malades, avec ou sans anesthésies.

Sur ces 43 coxalgiques, un seul a succombé et c'est peut-être ce dont il y a lieu de plus s'étonner.

Citons quelques cas remarquables de guérison.

Observation. — Le jeune Guillot entre le 12 septembre 1887 pour une coxalgie suppurée à gauche. Il est en traitement à Tours depuis le 15 juillet 1886. Le traitement avait consisté en ponctions d'abcès, injection d'éther iodoformé, immobilisation et extension continue.

Quand il entre à l'hôpital, il existait encore quatre fistules, deux à la région fessière, deux à l'aine. La cuisse était en position vicieuse sur le bassin. L'état général mauvais.

Sans qu'il y eut besoin d'intervenir, par le seul effet des bains d'eau-mère et de l'air marin, l'état général se transforma bientôt, les fistules se tarirent, l'articulation devint indolore et tout rentra si bien dans l'ordre qu'on put bientôt permettre la marche.

L'enfant sortit de l'hôpital, guéri, le 14 mars 1888. Nous ne résistons pas au désir de citer la lettre suivante qui est un certificat de guérison complète que nous puissions fournir puisqu'elle émane du médecin même qui avait premièrement soigné le petit malade, le docteur Thierry, chirurgien des hôpitaux de Tours :

« Je vous donne bien volontiers mon appréciation sur la cure que le jeune René-Emile Guillot a faite à l'hôpital maritime de Pen-Bron.

» Cet enfant, qui était traité depuis le 15 juillet 1886, dans nos salles de chirurgie, pour une coxalgie suppurée, était dans un état avancé d'émaciation et d'épuisement, lorsque je jugeai nécessaire, au commencement de septembre 1887, un séjour prolongé au bord de la mer, pour arriver à la guérison. Cet enfant nous est revenu le 22 mars dernier, dans un état de santé superbe.

» La lésion locale, trajets fistuleux et suppuration, ont complètement disparu. L'enfant marche et saute sans la moindre douleur; la claudication témoigne, seule, des désordres de l'articulation. Quant à l'état général, la bonne mine actuelle contraste tellement avec le facies misérable du petit malade avant son départ, que cet enfant est à peine aujourd'hui reconnaissable par les personnes qui lui donnaient des soins l'année dernière.

» C'est un remarquable exemple des bons effets qu'on peut attendre du séjour sur les plages maritimes, de nos petits scrofuleux ou tuberculeux, qui trop souvent s'étiolent dans nos salles d'hôpital. C'est un encouragement pour l'initiative courageuse qui s'est vouée à cette œuvre bienfaisante des hôpitaux maritimes.

» Tours, 6 avril 1888. »

Observation. — L., J., 15 ans. Entrée le 14 juillet 1888. Coxalgie suppurée. Le membre est presque à angle droit sur le bassin, il y a raccourcissement considérable avec atrophie des masses musculaires. La luxation pathologique est incontestable. On pratique tout d'abord l'extension continue. Le membre prend une attitude correcte en peu de temps. Injection d'iode dans les fistules. Amélioration rapide. Le stylet introduit par l'une des fistule. révèle de nombreux séquestres mobiles qui sont extraits; l'un de ces séquestres est la tête du fémur même rongée par la tuberculose. Le 8 novembre 1888 la cicatrisation des fistules est définitive.

La malade sort guérie le 3 janvier 1888, après un séjour de 6 mois environ.

Observation. — Ph., H^ri, 8 ans. Entre le 1er septembre 1888, atteint de coxalgie gauche avec volumineux abcès péri-articulaire en dehors. Cet abcès est ouvert et drainés L'enfant, soumis au traitement ordinaire, sort guéri le 13 mars 1889.

Nous ne multiplions pas ces observations qui se ressemblent du reste à quelques variations près dans les accidents ou dans les interventions.

Ces guérisons complètes ont été au nombre de 9 sur 17 coxalgies qui ont quitté l'hôpital. 3 ont été améliorées; 4 ont été réclamées avant la guérison complète. Une seule coxalgie suppurée très grave a causé la mort.

Les autres malades encore en traitement sont très améliorés et marchent vers la guérison si les parents ou les administrations qui nous les ont confiés veulent nous les laisser un temps suffisant.

La durée moyenne pour la guérison de ces 9 coxalgies a été de 210 jours environ. C'est une moyenne qu'il faudrait de beaucoup augmenter pour avoir des guérisons durables, et nous regrettons vivement la hâte qu'ont les parents à retirer leurs enfants sitôt qu'ils les voient marchant sans douleur et florissant de santé en apparence. Ils ont peine à comprendre toute la gravité de cette terrible affection; on a peine à les convaincre que la coxalgie peut devenir mortelle quand elle n'est pas soignée énergiquement, et qu'en tous cas, la guérison ne peut être affirmée complète qu'au bout de quelques années.

Nous avons reçu des coxalgiques dans un état lamentable, en pleine suppuration, dans les positions les plus vicieuses. Il est arrivé pour Pen-Bron, ce qui arrive pour les médecins nouveaux dans un pays, tous les cas désespérés ou réputés incurables à 20 lieues à la ronde nous sont incombés. C'est dès le début qu'il faut soigner la coxalgie ; c'est à ce moment, avant l'établissement de la suppuration, de la luxation, des séquestres, qu'on peut obtenir un résultat favorable.

Cependant nous n'avons eu qu'un décès : celui d'un pauvre enfant dont l'état était tel que nous dûmes, si peu partisans que nous soyons en principe de la résection de la hanche, tenter cette opération. La tête fémorale détachée flottait, au milieu du pus, dans la fosse iliaque externe ; l'extrémité du fémur était nécrosée sur une assez grande hauteur ; l'état général très mauvais faisait craindre une terminaison prochaine. Le traumatisme ne fut pas en rapport avec la faible vitalité que possédait encore l'enfant et il succomba au *schok,* aggravé encore par une hémorrhagie qui, à elle seule, eût été insuffisante pour l'emporter.

Dans ces cas graves, nous restons persuadés que la résection est une suprême ressource devant laquelle il ne faut pas reculer ; trop attendre dans ces cas conduit à des désastres qu'on aurait pu éviter. Nous regretterons toujours n'avoir pu intervenir de cette façon sur un jeune garçon atteint de coxalgie suppurée grave, le jeune Ca... (de Nantes), qui finit par succomber en dehors de l'hôpital, de retour chez ses parents, avec une généralisation de la tuberculose : arthrite fougueuse de l'épaule, tuberculose pulmonaire. Le service chirurgical n'existait pas à ce moment à Pen-Bron.

En dehors de cette résection, nos interventions ont été rares dans la coxalgie.

Voici comment nous procédons généralement :

Quand un malade, atteint de coxalgie suppurée ou non, nous arrive dans une position vicieuse et la plupart du temps ils ont une attitude incorrecte, nous commençons par faire de l'extension continue. Les pieds antérieurs du lit sont soulevés de façon que le poids du corps fasse une contre-extension naturelle ; l'extension se fait au moyen d'une cordelette glissant sur une poulie, s'attachant d'une part à un bas lacé ou à une imbrication de diachylum, se terminant de l'autre à un sac rempli de sable dont nous pouvons à volonté augmenter ou diminuer le poids. Il est souvent nécessaire, quelque dur que soit le lit, de soulever le côté malade du bassin par un coussinet de crin pour corriger l'ensellure. Il y a souvent avantage de faire sous le chloroforme la réduction avant l'application de l'extension. Dans les coxalgies douloureuses, on assiste alors à un phénomène merveilleux ; l'état de souffrance cesse presque immédiatement, et ces pauvres petits qu'on ne pouvait pas toucher un instant auparavant, dont le faciès était profondément altéré, retrouvent leur gaîté, se reprennent à rire, se remettent en quelques jours.

Nous laissons l'enfant au lit dans cet appareil tant que la coxalgie est à l'état aigu et nous ne songeons à l'appareil silicaté que quand la première période est passée.

Nous avons adopté jusqu'à nouvel ordre l'appareil de Verneuil modifié remontant très haut et descendant tantôt jusqu'aux orteils, d'autres fois jusqu'au-dessus du genou.

Pour mieux assurer l'immobilisation, nous glissons dans l'appareil, passant au-devant de l'aine, une longue et légère planchette qui empêche l'appareil de se casser dans les mouvements que fait l'enfant pour s'asseoir.

Nous insistons sur ce point que l'appareil doit remonter très haut, presque jusque sous l'aisselle. Il vaut mieux même passer des bretelles par-dessus les épaules. Ces appareils très légers peuvent être rendus amovo-inamovibles si l'enfant doit prendre des bains d'eaux-mères ou être soumis à des pansements.

Peut-être dans un autre milieu, en dehors d'un hôpital spécial, prolongerions-nous davantage le décubitus dorsal dans une gouttière de Bonnet ou dans un appareil similaire. Quand on soigne cinquante coxalgiques à la fois, on est obligé d'adopter des moyens pratiques. Le prix élevé de la gouttière de Bonnet, la difficulté de transporter au dehors les enfants dans ces appareils, l'indocilité des petits qui relâchent leurs courroies, déplacent les coussinets, réussissent à s'asseoir quand même sur leur séant, sont autant de raisons qui nous font appliquer, sitôt que nous le pouvons sans danger, un appareil léger, peu coûteux, qui, tout en immobilisant l'enfant, lui permet de jouir des bienfaits de la mer, du grand soleil, du jeu.

A la gouttière de Bonnet, nous préférerions, du reste, beaucoup le lit de Cazin qui est trop peu connu. Nous l'adoptons dans tous les cas où le décubitus dorsal prolongé est nécessaire; à tous points de vue, mais surtout pour la correction d'attitude qu'il permet d'atteindre, nous le trouvons supérieur à la gouttière.

Quoi qu'on fasse avec cette dernière, il persiste toujours un léger degré d'excellence. Dans le lit de Cazin, au niveau du siège, est adopté de chaque côté une planchette de bois qui peut être élevée ou abaissée par une vis. Ces deux planchettes sont indépendantes, de telle sorte qu'on peut élever le côté malade, l'autre hanche restant sur un plan inférieur. Nous avons pu nous convaincre qu'on arrive avec ce lit à corriger les plus légers degrés d'ensellière. De plus, ce lit est muni de roues également en bois léger qui permettent de promener le malade et de le rouler au bord de la plage.

La table de Cazin pour l'application de l'appareil silicaté est également au-dessus de tout éloge.

L'enfant est soutenu par trois points : les épaules, le sacrum, les talons. Le pelvi-support peut être abaissé ou élevé de telle sorte qu'on est sûr d'appliquer son appareil et de le laisser sécher sur un membre malade en parfaite attitude.

Nous aurions grand'peine à nous passer de ces deux appareils de Cazin, le lit et la table. Ils devraient se trouver dans tous les hôpitaux ; nous leur devons une partie des succès que nous avons obtenus.

Quand la coxalgie est devenue absolument indolore, nous permettons la marche avec des béquilles, le membre malade ne portant jamais à terre, avec la recommandation expresse d'éviter tous les heurts, toutes les chutes, de ne marcher que très peu et sur le sable uni des plages. Pour cela une semelle plus haute est appliquée sous le pied sain ou bien si l'appareil s'arrête au-dessus du genou, un anneau posé à la chaussure permet de relever le pied malade et l'empêche de traîner à terre.

Nous ne croyons guère aux révulsifs, vésicatoire, iode, pointe de feu, appliqués autour de l'articulation malade et nous n'en faisons point souffrir inutilement les enfants. Tout le traitement de la coxalgie non suppurée repose sur l'amélioration de l'état général (et c'est là l'immense bénéfice du séjour à la mer) et sur l'immobilisation en bonne position. Tout est peine perdue en dehors de là.

Dans les cas de coxalgies suppurées avec fistules, les bains d'eaux-mères, les injections d'eaux-mères, de teinture d'iode, etc., pourraient avoir une action évidente.

Dans les abcès péri-articulaires, la conduite est très variable, il suffit parfois de ponctions aspiratrices et d'injections iodoformées, d'autres fois il y a plus de profit à ouvrir largement et à gratter la poche purulente. Même dans le cas où on est obligé d'intervenir de cette façon, il y a toujours avantage à faire préalablement une injection modificatrice d'éther iodoformée.

Les ablations de séquestres mobiles, les grattages d'os dénudés s'imposent et ces interventions toutes bénignes sont, la plupart du temps, suivies d'un arrêt daus des suppurations autrement intarissables.

Ostéopathies tuberculeuses.

Dans ce groupe nous faisons renrter toutes les lésions tuberculeuses qui peuvent affecter les différentes parties du système osseux, y compris le périoste. La dénomination d'ostéo-périostites pouvait aussi être employée, car, le plus souvent, chez les malades que nous avons à traiter à Pen-Bron, les lésions tuberculeuses sont diffuses, et il est très rare d'y rencontrer des enfants affectés de lésions osseuses ou périostites localisées. Mais, le mot ostéopathie est encore plus général et comprend non seulement les lésions qui peuvent affecter la trame osseuse et son enveloppe, mais aussi les éléments cellulaires de la moelle elle-même. Il nous semble donc préférable.

Du reste, la plupart des observations qui vont suivre sont des exemples de tuberculose diffuse, affectant en même temps toutes les parties constituantes de l'os. Elles justifient donc notre titre.

Il ne sera fait mention ici que des malades atteints d'ostéopathies des os du crâne, du thorax, du bassin et des membres. L'histoire des malades affectés d'ostéopathies vertébrales, qui sont souvent aussi, du reste, des arthropathies, les maux de Pott, a été exposée dans une autre partie de ce travail.

27 malades atteints d'ostéopathies tuberculeuses ont été soignés ou sont actuellement en traitement à l'hôpital de Pen-Bron.

Sur ces 27 malades :

11 sont sortis guéris ;

2 en voie d'amélioration ont été réclamés par leur famille ;

7 ont quitté l'hôpital très améliorés ;

7 sont encore en traitement en ce moment.

Sur les 11 guérisons obtenues, nous citerons seulement les observations les plus intéressantes :

1° Jules B., 13 ans. Entré le 8 octobre 1887. Sorti guéri le 27 décembre de la même année.

Abcès tuberculeux au niveau de la région mastoïdienne gauche, avec trajet fistuleux et abolition de la fonction auditive dans l'oreille correspondante, consécutif à une ostéo-périostite de l'apophyse mastoïde.

Après un séjour de 2 mois 1/2 à Pen-Bron, l'ouïe était revenue, le trajet oblitéré, la collection disparue, la cicatrisation complète.

Le traitement avait consisté simplement en injections d'une solution d'acide borique et en bains d'eaux-mères, accompagnés des médicaments ordinaires, huile de morue, phosphate de chaux, solution iodo-iodurée, vie au grand air.

2° Renée B., 9 ans 1/2. Entrée le 4 avril 1888. Sortie guérie le 4 mai 1888. Cette enfant avait été examinée par nous avant son départ pour la mer. Elle était atteinte d'un abcès tuberculeux du volume d'un œuf, placé à la partie antéro-latérale gauche de la poitrine, au niveau de la 4e côte environ. La fluctuation était manifeste, la peau qui recouvrait la collection présentait une teinte rougeâtre, l'ouverture spontanée était imminente. Nous conseillâmes le séjour à Pen-Bron, persuadés que dans un bref délai l'évacuation chirurgicale du pus devrait avoir lieu. L'état général était du reste défectueux. Au 18 avril, après un séjour de 16 jours seulement à l'hôpital, la collection n'était plus appréciable. Il ne restait qu'une légère induration au niveau de la côte malade. Un mois, juste après son entrée, la malade sortait complètement guérie. Il n'y avait plus trace d'aucune lésion. Le traitement avait consisté seulement en application de Vigo et en bains d'eaux-mères.

3o Marguerite C., 16 ans. Entrée le 14 mai 1888. Sortie guérie le 19 février 1889.

Ostéo-périostite de la crête iliaque gauche, avec trajet fistuleux datant de 8 ans. Un premier grattage de la crête de l'os ne donne qu'une amélioration notable, mais le trajet ne se ferme pas, l'écoulement purulent qui avait paru se tarir, recommence, et ce n'est qu'en mettant largement à découvert la crête iliaque par une longue incision se prolongeant en arrière jusqu'au niveau de l'articulation sacro-coxale, qu'il est possible de découvrir la cause de cette suppuration interminable. En effet, au niveau de l'épine iliaque postéro-supérieure, on découvre un séquestre du volume d'une noix. Cette épine enlevée, la guérison se fait rapidement.

Sur les 27 malades compris dans ce groupe, nous aurions encore à citer d'autres faits remarquables de guérisons rapides d'enfants atteints depuis longtemps ; mais, nous devons nous borner et faire remarquer seulement que les deux premiers malades cités ci-dessus ont vu disparaître en peu de temps, sans aucune intervention chirurgicale des affections dont l'une paraissait avoir pour origine un point osseux, dont la seconde ne semblait consister qu'en une collection purulente isolée, en un abcès froid tuberculeux.

Chez le malade qui fait le sujet de l'observation n° 3, au contraire, le chirurgien a dû intervenir et, grâce à lui seulement, la guérison a pu se produire.

Je dois ici mentionner, en outre, deux cas intéressants que j'ai fait rentrer à dessein dans cette clause et qui, cependant, n'ont pas présenté de lésions osseuses apparentes.

Le premier, P. D., 9 ans. Entré le 15 octobre 1888. Sorti le 13 mai 1889.

Vaste abcès sous le fascia-lata. Incisions et drainage. Suppression du drain le 8 novembre 1888. 7 mois après le recollement était complet, l'enfant guéri.

Le second, G. E., 10 ans. Entré le 20 décembre 1888, était atteint d'une vaste collection purulente occupant la fosse iliaque, repoussant en avant le ligament de Fallope, et venant faire une saillie considérable au niveau du triangle de Scarpa. D'autre part, fusant par l'échancrure sciatique, le pus soulevait la masse des muscles fessiers. Deux ponctions avec l'aspirateur de Dieulafoy furent faites, l'une le 27 septembre 1888, l'autre le 24 janvier 1889. Repos dans la position horizontale. Bains d'eaux-mères. La première de ces ponctions avait donné un demi-litre de pus, la seconde, une quantité un peu moindre.

Aujourd'hui, 27 août, il reste une induration à peine appréciable dans la fosse iliaque. L'enfant peut marcher sans aucune fatigue. Elle peut même courir sans que la moindre apparence de gêne révèle la grave affection dont elle était atteinte.

Ces deux faits prouvent combien, dans un milieu comme celui de Pen-Bron, il importe d'être réservé au point de vue des interventions chirurgicales hâtives. Certes, quand le malade présente des phénomènes de septicémie évidente, lorsque quelques jours après son entrée à l'hôpital marin, il ne réagit pas sérieusement, alors pas d'hésitation, il faut intervenir et intervenir largement. Mais, dans certains cas, l'expectation préalable, des interventions légères, peuvent suffire. Dans le dernier cas, par exemple, nous avons été tentés, à plusieurs reprises, de pénétrer dans la fosse iliaque et de faire un drainage complet de cette vaste collection purulente. Notre intervention eût été superflue, peut-être nuisible.

Y avait-il dans ces deux cas un point osseux malade ? La solution de cette question reste douteuse. Cependant, peut-être avions-nous affaire à des abcès tuberculeux simples, abcès qui semblent rares chez l'enfant, chez lequel les lésions osseuses sont fréquentes, mais que l'on trouve assez fréquemment chez l'adulte, par exemple, les abcès tuberculeux chroniques du sein chez la femme.

Bien d'autres cas parmi les malades compris dans ce groupe ont nécessité des interventions plus sérieuses. La plupart ont donné des résultats satisfaisants.

Mais nous tenions à faire ressortir les cas dans lesquels, sauf celui de Marguerite C., la guérison a été obtenue sans intervention chirurgicale sérieuse.

Certes, cette heureuse terminaison doit être attribuée surtout :

1° Aux modifications produites dans l'état général des malades par l'air marin ;

2° Aux bains d'eaux-mères, ressource précieuse, médicament énergique et indiscutable.

Fongosités tuberculeuses sans lésions osseuses apparentes.

Ici sont classés les malades en nombre assez restreint qui nous ont présenté des lésions tuberculeuses paraissant affecter uniquement les tissus mous, à l'exclusion du périoste et des os.

Parmi les tissus mous, ce sont les gaînes tendineuses qui ont paru présenter le plus fréquemment ces productions bacillaires.

Notre statistique, jusqu'à ce moment, ne comporte que 7 cas de manifestations tuberculeuses locales sans lésions osseuses. Tous sont sortis guéris. La plupart mériteraient d'être cités. Deux seulement seront notés ci-dessous. Tous deux ont présenté des lésions de même nature, mais chez l'un ces lésions ont affecté une marche chronique, chez l'autre une marche aiguë, de telle façon qu'elles présentent un contraste frappant et paraissent être deux exemples de *tuberculose locale chronique et de tuberculose locale aiguë.*

B..., Jules, 5 ans. Entré le 1er mars 1888. Sorti guéri le 22 avril 1889. (Durée du traitement, 14 mois.)

Cet enfant était atteint de fongosités péri-articulaires tuberculeuses de la région tibio-tarsienne de la jambe gauche. Les masses fongueuses entouraient l'article, envahissant le tissu cellulaire sous-cutané et, en plusieurs points, les gaînes des tendons. Il existait plusieurs trajets fistuleux en pleine suppuration, et par les orifices de ces trajets faisaient saillie les bourgeons exubérants des fongosités de teinte grisâtre, laissant écouler un pus sanieux.

L'enfant était en pleine septicémie, et nous agitâmes la question d'une amputation immédiate qui semblait à ce moment la seule chance de salut. Confiant cependant dans le milieu où se trouvait placé le petit malade, nous renonçâmes à une intervention radicale immédiate. Quelques jours après, l'état de l'enfant s'était modifié sous l'influence de l'air marin et des bains d'eaux-mères. Il n'était plus mourant. Un premier grattage fut fait et, après plusieurs interventions successives, cet enfant, entré à Pen-Bron dans une situation lamentable, reprit complètement ses forces et bientôt il partait complètement guéri et marchant avec facilité.

A..., Auguste, 14 ans. Entré le 2 mai 1888. Sorti guéri le 2 août 1888.

Ce malade présentait, au niveau du cou-de-pied de la jambe gauche, une masse très volumineuse de fongosités tuberculeuses, avec ulcération de la peau sur une vaste étendue.

Quelques mois auparavant, le jeune A... avait été atteint d'une légère entorse de l'articulation tibio-tarsienne correspondante. Un empirique du pays avait fait sur le pied des tractions violentes qui furent suivies d'une douleur vive et persistante accompagnée d'un gonflement qui soulevait l'enveloppe cutanée encore intacte. Bientôt les téguments étaient envahis et d'énormes bourgeons fongueux, présentant à première vue l'aspect d'un de ces sarcomes mous qu'on observe quelquefois chez l'enfant, venaient faire saillie au dehors.

La gaîne du jambier postérieur et celle du fléchisseur commun, après l'ablation de la masse fongueuse, furent trouvées complètement envahies par ces productions, au milieu desquelles les tendons restaient intacts. Le grattage de ces tendons fut effectué jusqu'à leurs insertions musculaires et osseuses, et les gaînes nettoyées sur une longueur de 10 à 12 centimètres environ.

Les suites de l'opération furent, comme d'habitude, très simples, et trois mois après cette intervention le malade quittait l'hôpital. L'énorme plaie nécessitée par les manœuvres chirurgicales était cicatrisée. Revu par l'un de nous le 2 septembre 1888, il ne présentait pas de récidive, la marche était facile.

Ce fait est remarquable en ce sens qu'il semble devoir être classé parmi les tuberculoses locales aiguës des tissus mous. En effet, chez un enfant chétif, sur un sujet prédisposé, à la suite de violences nouvelles exercées sur des tissus ayant subi déjà quelques jours auparavant un trauma sérieux (déchirure des tissus et des ligaments péri-articulaires) on voit se développer très rapidement, en quelques semaines, une masse fongueuse qui envahit les gaînes, le tissu cellulaire, ulcère et détruit la peau, laissant encore l'élément osseux intact.

Chez d'autres enfants, nous avons pu observer de semblables poussées aiguës du tissu tuberculeux. Mais ici l'exemple est frappant, et il ne paraît pas douteux que des productions bacillaires à marche rapide puissent se produire, chez certains malades placés sous l'influence de prédispositions spéciales, dans les tissus mous, et surtout dans les gaînes tendineuses qui semblent leur point d'élection.

Ces faits rendent plus frappants encore la similitude d'origine et de développement entre les productions tuberculeuses locales et les productions de même nature qui constituent la phthisie pulmonaire aiguë, qui tue le malade en quelques semaines et la tuberculose pulmonaire chronique dont l'évolution peut durer pendant un nombre d'années quelquefois considérable.

Ici encore, la guérison du malade paraît avoir été singulièrement favorisée par les bains d'eaux-mères qui ont été certainement un adjuvant précieux des pansements antiseptiques.

C..., Marie, 21 ans. Entrée le 25 février 1888. Sortie guérie le 19 février 1889.

Ce cas est absolument différent du précédent et peut lui être opposé. C'est bien là un cas de tuberculose chronique locale sans lésions osseuses. La malade qui l'a présentée était atteinte de mal de Pott et de cicatrices anciennes adhérentes au poignet gauche, stigmates de manifestations infantiles. En outre, les gaînes syneriales péronières du pied gauche contenaient un amas de fongosités, du volume d'un œuf de poule, indolentes, mais rendant la marche pénible. Cette production était recouverte par une peau amincie, mais non adhérente.

Aucune intervention chirurgicale ne nous parut indiquée au premier moment ; en effet, les applications de Vigo, l'igni-puncture, les pédiluves d'eaux-mères, amenèrent une diminution sensible du volume de la tuméfaction, pendant que l'état général de la malade se modifiait rapidement sous l'influence du traitement marin et que le corset de Sayre qui lui servait de tuteur consolidait sa colonne vertébrale.

Après plusieurs mois de traitement, les lésions rachidiennes paraissaient éteintes, mais les fongosités des gaînes péronières restaient maintenant stationnaires sous la forme d'un noyau dur, et par moment douloureux. Nous nous décidâmes à les enlever et la malade guérit rapidement en quelques jours.

Ces observations montrent, d'une part, quelles peuvent être la rapidité et la lenteur avec lesquelles peuvent évoluer les productions fongueuses tuberculeuses sans lésions des os, d'autre part, combien, dans certains cas, une intervention rapide et complète peut amener une prompte guérison, et enfin combien, d'autres fois, malgré une notable amélioration sous l'influence du traitement marin, certaines de ces masses morbides sont rebelles et ne peuvent être guéries complètement qu'à l'aide d'une ablation totale.

Arthropaties tuberculeuses n'intéressant ni le rachis, ni la hanche.

Sous ce titre, nous réunissons ici tous les cas de lésions tuberculeuses des articulations, à l'exception de la coxalgie et du mal de Pott, qui, en raison de leur importance exceptionnelle, ont été traités isolément dans d'autres parties de ce travail.

22 malades ont été admis sous ce chef.
4 sont sortis guéris,
4 ont quitté l'hôpital très améliorés.
14 restent en traitement.

Les arthropaties des membres exigent le plus souvent un traitement long et suivi. En raison des mouvements auxquels les malades cherchent à se livrer, dès que la douleur a été supprimée par les appareils d'immobilisation, le traitement se prolonge souvent.

Sur ces 22 malades, 18 étaient atteints de tumeurs blanches du genou, 1 de l'articulation tibio-tarsienne de la jambe droite, 3 présentaient des lésions du coude.

Chez la plupart de ces malades, les lésions occupaient les membres de la partie droite du corps. Cette localisation pourrait s'expliquer par ce fait que la plupart des malades étant droitiers, et que, par suite, les articulations des membres, de ce côté, fonctionnant plus fréquemment que celles de gauche, seraient plus aptes à devenir le siége des productions d'origine tuberculeuse.

Cette classe de malades n'a présenté aucun cas bien intéressant et méritant d'être cité. Ce sont pour la plupart des enfants dont les membres se trouvaient en flexion plus ou moins prononcée. Le redressement sous le chloroforme, l'immobilisation avec appareil silicaté amovo-inamovible, les bains d'eaux-mères, l'igni-puncture superficielle et profonde, la vie au grand air, l'usage de béquilles pour les enfants atteints de tumeurs blanches des membres inférieurs, avec talon élevé pour la jambe saine, ne permettant pas au membre atteint de toucher le sol, nous ont donné les meilleurs résultats. Les malades de ce groupe, qui portaient des fistules, ont vu les trajets s'oblitérer rapidement. Aucun d'eux n'a nécessité d'intervention chirurgicale sérieuse.

Les malades compris dans cette série sont, avec ceux qui sont atteints d'adénopathies tuberculeuses, le triomphe de l'air marin. Ils ne présentent, en général, ni les lésions avancées des coxalgiques, ni leurs complications redoutables, ni les abcès volumineux péri-articulaires. Ils n'ont point à craindre, comme dans le mal de Pott, l'effondrement des vertèbres, les volumineuses collections purulentes du bassin, les longs et sinueux trajets fistuleux placés dans des régions où les interventions chirurgicales présentent de sérieuses difficultés et une gravité exceptionnelle. Il est plus facile de les soumettre à l'usage quotidien des bains d'eaux-mères, à la vie au grand air ; le redressement des membres est la plupart du temps possible, l'application d'appareils amovo-inamovibles plus faciles ; enfin, l'igni-puncture, en raison de la proximité des lésions sur lesquelles elle doit être appliquée, agit plus vivement et plus sûrement.

D'un autre côté, les parties lésées présentent en général une moins grande étendue, et l'état de santé du malade est presque toujours moins défavorable.

Il est à remarquer, du reste, que, plus les arthropathies tuberculeuses affectent des articulations de petite dimension, plus elles subissent facilement l'influence du traitement marin, et plus elles guérissent avec rapidité.

Lupus.

Six cas de lupus ont été traités à Pen-Bron :

Un d'entre eux est sorti guéri.

Un autre très amélioré.

Quatre sont en traitement, et sont déjà favorablement modifiés.

V..., Marie-Louise, 20 ans. Entrée le 27 décembre 1887, sortie guérie le 7 mai 1889.

Cette malade nous était adressée pour une ostéite chronique de la main et de l'avant-bras droit. Elle était atteinte, en réalité, d'un lupus hypertrophique de ces régions, avec induration généralisée du tissu cellulaire. L'affection datait de la première enfance, et à l'âge de deux ans, l'enfant avait déjà perdu le petit doigt. Actuellement, les doigts, le dos de la main, l'avant-bras, dans sa totalité, une partie de la région postéro-inférieure du bras, sont gonflés par un œdème dur et recouvert d'une peau présentant l'aspect d'un maroquin à gros grains. Des ulcérations serpigineuses, assez profondes en certains points, occupent le dos de la main et la moitié inférieure de l'avant-bras. La malade peut à peine faire arriver au contact le pouce et l'index. Le médius et l'annulaire sont impuissants à accomplir ce mouvement. Le petit doigt disparu n'est représenté que par un court bourgeon cutané.

Le traitement consiste en applications de pointes de feu répétées et profondes, enveloppement de la main et de l'avant-bras par un gantelet de Vigo, en bains d'eaux-mères. Le sirop de Gibert et l'iodure de potassium, les frictions d'onguent napolitain ont aussi été employés.

Au 14 mars 1888, tous les doigts venaient au contact du pouce, la peau était presque lisse, l'induration du tissu cellulaire avait notablement diminué. Au 30 mai, l'affection était absolument modifiée, les ulcérations cicatrisées.

Au 15 juin 1888, le gonflement de la main et de l'avant-bras se produisirent de nouveau, probablement sous l'influence de la dépression de l'organisme produite par un état muqueux qui disparut rapidement, et de la suppression des bains d'eaux-mères.

De nouveau l'amélioration reparut, et, en octobre 1888, la malade se servait aisément du membre pour tous les ouvrages manuels, même les plus délicats, pour la couture et la broderie en particulier.

Le 7 mai, c'est-à-dire un an et demi après son entrée, elle quittait l'hôpital, complètement guérie, ne conservant plus que les cicatrices très effacées des anciennes ulcérations.

Si les traitements interne et chirurgical ont été pour quelque chose dans le succès final, il est bien certain, d'autre part, que le milieu dans lequel était placé à Pen-Bron, cette jeune fille, qui, à son arrivée, présentait un visage pâle et livide, un amaigrissement très prononcé, une inappétence complète, a été pour beaucoup dans la rapide guérison qu'elle a obtenue.

B., Alice, 16 ans. Entrée le 30 juillet 1888. Encore en traitement.

A son arrivée à Pen-Bron, cette malade présentait un horrible lupus ayant déjà dévoré une partie du nez et envahissant rapidement toute la face. Les lèvres sont transformées en d'énormes bourrelets fongueux. De profondes ulcérations, recouvertes d'épaisses croûtes jaunâtres, tapissent les joues, le menton, une partie du front, et s'étendent jusqu'aux tempes. Les paupières elles-mêmes n'ont pas été épargnées. L'aspect de la malade est repoussant. L'éclat des yeux seul anime ce masque en ruines. L'état général est mauvais, la malade triste et désespérée.

Le traitement consiste au début en pulvérisation phéniquée, bains d'eaux-mères, igni-puncture. En octobre, l'amélioration est déjà sensible. La malade reprend un peu de gaîté et de confiance. A partir de ce moment, et tous les quinze jours environ, des grattages des ulcérations fongueuses avec la curette d'acier, sont faits après ablation des croûtes. Immédiatement après chacun de ces grattages, des pointes de feu profondes sont appliquées avec le thermo-cautère. Toutes ces interventions très douloureuses ont lieu sous le sommeil chloroformique. A chaque séance, une partie seulement de toute la surface atteinte était traitée. Aujourd'hui, 2 août 1889, après neuf interventions analogues, cette malade peut être considérée comme guérie. Le visage est lisse, les cicatrices s'effacent peu à peu, les lèvres sont revenues à leur volume normal, le nez paraît moins hideux, la santé générale est excellente, et tout fait présager qu'Alice B... pourra bientôt quitter Pen-Bron, après un peu plus d'un an de séjour seulement.

S., Célestine, 30 ans. Lupus hypertrophique de la jambe droite. Entrée le 8 août 1888, sortie le 27 du même mois.

Cette malade, malgré son court séjour à Pen-Bron, sort

très améliorée. Elle y fut traitée par les bains d'eaux-mères et les applications de sparadrap de Vigo.

Elle est restée trop peu de jours à Pen-Bron pour que l'on puisse porter sur elle un jugement définitif. Mais il est certain qu'en peu de temps, elle avait obtenu un sérieux résultat.

L., Mélanie, 19 ans. Entrée le 1er octobre 1888. Lupus tuberculeux de la main et de l'avant-bras gauche.

Encore en traitement, mais très améliorée par l'igni-puncture, les injections sous-cutanées d'acide phénique, les bains d'eaux-mères ; cette malade est en voie de guérison.

L., Marguerite, 13 ans. Entrée le 21 avril 1889. Lupus tuberculeux du nez et de la lèvre supérieure. Grattages et igni-puncture. Très améliorée. Reste en traitement.

L., Anne, 9 ans. Entrée le 14 août 1889. Lupus érythémateux. Grattages et igni-puncture, bains d'eaux-mères. L'état s'est déjà amélioré. Reste en traitement.

Nous avons tenu à insister particulièrement ici sur les résultats obtenus à Pen-Bron dans le traitement de cette terrible affection, sur la nature de laquelle l'entente n'est pas encore complètement faite, entre les anatomo-pathologistes. Les deux premières observations paraissent concluantes, au point de vue de la possibilité de la guérison complète du lupus, arrivé déjà à une période très avancée. Il n'y a pas bien longtemps encore, les malades étaient abandonnés à leur triste destinée.

Il est bien certain qu'il est nécessaire, dans cette maladie, d'agir chirurgicalement, et, comme dans nombre de cas de tuberculose locale bien avérée, d'abraser les parties malades, et d'agir en outre énergiquement au moyen de l'igni-puncture, afin de prévenir les récidives sur place et d'obtenir une guérison durable.

En dehors de toute question de doctrine, en laissant de côté les opinions diverses émises sur la nature propre des affections lupiformes, il semble difficile en clinique de ne pas assimiler ces lésions à celles de la tuberculose locale. Ces deux manifestations apparaissent sur des terrains prédisposés; elles marchent plus ou moins rapidement. Elles ne peuvent en général être modifiées que par la destruction des productions morbides auxquelles elles donnent naissance; enfin, elles paraissent se modifier singulièrement lorsque leur traitement est institué dans un milieu approprié, destiné à agir, comme à Pen-Bron, non seulement sur l'état général du malade par l'air qu'il respire incessamment, mais aussi sur l'état local par les bains d'eaux-mères.

Chloro-anémie.

Dans cette série de malades, nous en trouvons :

Treize atteints de chloro-anémie pure ou accompagnée d'adénite cervicale légère, sur lesquels six sont sortis guéris après un séjour variant de deux mois à deux mois et demi. Dans cette catégorie, nous ne citerons qu'un seul cas intéressant au point de vue de la modification d'une affection cutanée.

E..., Marie, âgée de 22 ans, chloro-anémie compliquée d'une icthyose, qui s'améliora notablement sous l'influence des bains d'eaux-mères. Entrée le 14 mars 1888, cette malade quitta l'hôpital le 15 juin suivant. L'état général était excellent et l'affection cutanée avait presque disparu.

Sept malades sont encore en traitement. Tous sont entrés depuis un temps relativement court. Ils sont en voie de guérison.

La chloro-anémie cède rapidement au traitement marin de Pen-Bron, et nous avons fait une remarque importante à noter au point de vue pratique, c'est que le résultat du traitement est aussi prompt en hiver qu'en été sur cette plage. Cela tient évidemment et à l'application des bains d'eaux-mères qui se fait en toute saison et à cette raison que ces malades ne se trouvent que très exceptionnellement dans la nécessité de rester au logis, grâce à la situation géographique do l'hôpital, qui leur permet même l'hiver, en raison de la douceur de la température et des pluies rares dans cette presqu'île, de sortir presque à toute heure au dehors et de séjourner à peu près constamment sur les plages qui l'entourent de tous côtés.

Paralysies infantiles. — Atrophies cérébrales. — Arrêts de développement. — Adénopathies abdominales.

Quatre enfants atteints de paralysies atrophiques nous ont été adressés. L'un. d'eux est encore à Pen-Bron. Les trois autres ont été réclamés par leurs parents après un court séjour. Leur état général s'était modifié avantageusement sous l'influence du traitement marin. L'électrothérapie avait été appliquée, mais les séances d'électrécité auxquelles ces malades avaient été soumis ont été trop peu nombreuses pour qu'il soit possible de constater une amélioration locale.

Au reste, il est bien évident que le traitement marin ne peut agir ici qu'en modifiant l'état général des malades. Le séjour à Pen-Bron ne peut être pour eux comme pour tous les cachectiques (cancéreux, par exemple) qu'un milieu favorable à l'application des traitements spéciaux qui doivent être institués pour ces cas particuliers, médicaments internes, application des courants électriques, ignipuncture, intervention chirurgicale.

Les mêmes réflexions peuvent s'appliquer aux atrophiés cérébraux qui nous ont été envoyés.

Les enfants atteints d'arrêt de développement pouvaient, au contraire, comme les dililetés et les chloro-anémiques, espérer obtenir une amélioration notable. Cette question, du reste, est déjà jugée et les nombreux enfants que l'on conduit chaque année au bord de la mer dans le but de favoriser leur croissance sont une preuve de ce que l'on pourrait obtenir à Pen-Bron, dans ces cas. Ici, en effet, les petits malades seraient placés dans des conditions exceptionnelles qu'il est presque impossible de réaliser sur les autres plages.

Un seul cas d'adénopathie abdominale a été traité avec succès du reste à Pen-Bron. Nous en résumons en quelques mots l'observation :

G..., Auguste, 9 ans, entre à l'hôpital le 8 octobre 1887. Il est chétif, petit pour son âge, amaigri, en état d'anémie complète, atteint de blépharite chronique et d'adénite cervicale. Il présente, en outre, un développement considérable du ventre, occasionné par un engorgement chronique des ganglions mésentériques.

Le 8 février 1888, l'amélioration était déjà très prononcée. L'enfant s'était développé ; le volume du ventre était moindre. Au 14 mars 1888, l'état était très satisfaisant, et le petit malade sortait guéri le 3 juin.

Il est très probable que dans certains cas d'adénopathies bronchiques on obtiendrait les mêmes résultats, pourvu toutefois que la tuberculose n'ait pas encore envahi le système pulmonaire lui-même.

Syphilis héréditaire.

Cette affection est représentée à Pen-Bron par un contingent très sérieux de malades.

20 ont été traités.

9 sont sortis guéris.

10 sont encore en traitement.

1 a succombé.

Les enfants n'étant généralement pas admis à Pen-Bron avant leur deuxième année, nous n'avons pas eu l'occasion d'observer de malades atteints d'accidents syphilitiques héréditaires précoces, et les cas de manifestations spécifiques traités doivent plutôt rentrer dans le cadre de la syphilis héréditaire tardive.

Nous citerons ici quelques observations qui prouvent combien ces accidents disparaissent rapidement sous l'influence de la prompte amélioration que subit l'état général des enfants soumis au traitement marin de Pen-Bron, appliqué concurremment avec les médicaments internes appropriés.

F..., Marie-Thérèse, 16 ans, entrée le 15 février 1888, sortie guérie le 2 décembre de la même année.

Leucomes doubles, l'œil droit est presque entièrement recouvert. Vision très imparfaite. Cicatrices et plaies en suppuration aux régions cervicale et sous-maxillaire. Nécrose de la tête du péroné avec vaste plaie, à bords décollés et grisâtres, sans tendance à la cicatrisation, affectant plutôt l'aspect phagédénique. Contractures permanentes du membre correspondant ayant amené la flexion presque à angle droit de la cuisse sur le bassin et celle de la jambe sur la cuisse. Etat général absolument mauvais, amaigrissement général, pâleur de la peau du visage. Fièvre, appétit nul.

Traitement interne. — Sirop de Gibert, iodure de potassium, frictions hydrargyriques.

Traitement externe. — Anesthésie, allongement du membre avec rupture d'adhérences, résection de la tête du péroné, raclage de la plaie fongueuse de la jambe, gouttière.

Au 14 mars, la plaie est très belle, les bourgeons de bonne qualité et au niveau de la peau des parties voisines ; les leucomes sont très améliorés. Au 20 août, celui de l'œil droit a disparu ; au 12 juin, la plaie de de jambe est cicatrisée. La malade, dont l'articulation du genou reste ankylosée, marche avec des béquilles.

Au 2 décembre, la malade quitte l'hôpital. Toutes ses plaies sont guéries ; elle marche facilement en s'appuyant sur une canne. Il ne lui reste que le leucome de l'œil droit qui, du reste, est très atténué.

T..., Léonide, 17 ans. Entrée le 15 mai 1888. Sortie guérie le 30 septembre 1888.

Ostéo-périostite de la voûte palatine avec perforation. Destruction de la cloison du nez. Cicatrices au côté gauche du cou. Après trois mois et demi de traitement, tous les accident sont disparu, mais leurs conséquences, perforation de la voûte palatine, déformation nasale, persistent nécessairement.

S..., Mélanie, 11 ans. Entrée le 12 juillet 1888. Sortie guérie le 17 octobre 1888.

Ostéo-périostite des cornets naseaux avec suppuration

abondante et fétide. Ulcération profonde de la langue. Cicatrice osseuse ancienne au niveau du malaire droit. Ostéo-périostite du maxillaire inférieur avec élimination de séquestres. Etat général très mauvais. Antécédents héréditaires certains. Traitement spécifique accompagné de bains d'eaux-mères. Trois mois après, tous les accidents avaient disparu, ne laissant subsister que la déformation caractéristique du nez. L'un de nous a revu l'enfant depuis son départ de Pen-Bron. Quelques accidents nouveaux s'étaient produits, le traitement spécifique ayant été interrompu intempestivement. Un cornet nasal séquestré avait été éliminé, mais l'état général, modifié profondément par l'air marin, était resté excellent, et, en ce moment, la médication interne ayant été reprise, l'enfant est en parfaite santé.

R..., Catto, 6 ans. Entré le 12 mars 1889. Décédé le 17 mars 1889.

Cet enfant est amené à l'hôpital dans une situation lamentable. Des accidents ulcéreux multiples recouvrent la surface cutanée. Plusieurs points du squelette sont atteints d'ostéo-périostites suppurées. Le traitement spécifique est institué immédiatement. Mais il était trop tard et l'enfant succombe cinq jours après son arrivée dans nos salles.

G..., Louise, 16 ans. Entrée le 22 mars 1889. En traitement.

Cette malade est atteinte de gommes multiples et d'ostéite suppurée de l'extrémité inférieure du cubitus gauche qui nécessite une intervention chirurgicale. Traitement spécifique, bains d'eaux-mères. Aujourd'hui en voie de guérison.

D..., Pauline, 14 ans. Entrée le 23 mars 1889. En traitement.

De même que la malade qui fait le sujet de la première observation, cette jeune fille arrive à Pen-Bron dans un état déplorable. Pâle, amaigrie, elle présente un mal de Pott lombaire, un abcès ossifluent de la face iliaque gauche avec trajet fistuleux s'ouvrant à quelques centimètres au-dessous de l'arcade de Fallope. Une seconde collection purulente occupe la partie antéro-inférieure de la cuisse droite. En outre, il existe une ostéo-périostite suppurée de la face antérieure du sternum, des arthropathies et des ostéopathies multiples des doigts, qui sont en état de contracture permanente et ne permettent pas à la malade de faire usage de ses mains. Il faut la faire manger comme un enfant.

Traitement spécifique. Anesthésie et redressement des doigts qui sont fixés sur des attelles palmaires. Pansement des plaies au Vigo. Quelques jours après, la malade, déjà très améliorée, était soumise à l'action des bains d'eaux-mères et portée à la plage. Aujourd'hui, elle marche seule, ses plaies sont cicatrisées, les mains ont repris leurs fonctions, l'état général est excellent. Dans quelques semaines elle pourra quitter Pen-Bron ne conservant que quelques stigmates cicatriciels de ses lésions multipliées.

C..., Jeanne, 13 ans 1/2. Entrée le 12 juillet 1888. Sortie guérie le 9 septembre 1888.

Carie ancienne de l'orbite droite avec perte de l'œil correspondant. Perforation de la voûte palatine. Etat général très mauvais. Médication spécifique. Traitement marin habituel. Après deux mois de séjour à l'hôpital, l'amélioration est complète et l'enfant peut rentrer dans sa famille.

H..., Auguste, 14 ans. Entré le 1er août 1888. En traitement.

Cet enfant est apporté à l'hôpital presque mourant. Il présente un aspect tellement hideux qu'il excite l'étonnement du personnel tout entier de l'établissement, malgré son habitude de pareils spectacles. Ses urines, analysées, ne présentent pas d'albumine.

Il n'est peut-être pas un point de son corps qui ne soit ou n'ait été touché par les manifestations spécifiques. A l'aide d'une simple pince à pansement, on extrait immédiatement un séquestre du temporal gauche. De nombreuses plaies suppurantes nécessitent les premiers jours des pansements répétés. Des fosses nasales s'écoule du pus mêlé de sang, symptôme de lésions des cornets et de la muqueuse nasale.

Au 4 mars, l'ostéo-périostite du temporal est guérie, l'écoulement nasal a disparu, les ulcérations sont presque toutes cicatrisées, sauf quelques-unes très profondes situées aux régions axillaires. Des portions de phalanges ont disparu aux mains, mais le malade peut prendre ses repas sans l'assistance de personne et la marche est facile. Il se promène et joue avec les autres enfants.

Le traitement spécifique, les bains d'eaux-mères ont été administrés constamment. Bientôt le malade pourra quitter l'hôpital, couvert de cicatrices il est vrai, mais guéri.

Nous arrêtons ici les observations qui montrent combien, dans le milieu marin de Pen-Bron, se modifient rapidement et se guérissent sûrement les accidents les plus graves d'hérédo-syphilis.

Rachitisme.

S..., Louis, 6 ans. Entré le 7 mai 1888. Sorti le 6 février 1889.

Rachitisme des membres et de la colonne vertébrale. Arrêt de développement. Déformation des articulations du genou. Sarcomes rachitiques. Tibias en lame de sabre. Etat général mauvais.

Cet enfant a été soumis à une médication interne appropriée et a subi le traitement marin habituel. Après neuf mois de séjour à Pen-Bron, il quitte l'hôpital très amélioré. Il a grandi, les déviations rachitiques sont moins accusées, l'état général est parfait.

Nous citons ce seul cas qui paraît être du rachitisme vrai, sans faire rentrer dans cette classe toutes les nombreuses déformations osseuses que nous avons pu constater chez les petits malades atteints d'affection du squelette. La plupart de ces déformations se rapportent, en effet, à des manifestations d'ostéopathies ou d'arthropaties d'origine spécifique ou tuberculeuse. Elles ne nous semblent pas devoir être rapprochées du rachitisme, si toutefois on admet une opinion discutable, opinion qui consiste à faire du rachitisme une entité morbide.

Ce seul cas que nous citons, prouve qu'à Pen-Bron les rachitiques sont parfaitement placés pour voir leur état s'améliorer et les déformations des os s'atténuer rapidement.

Maux de Pott.

24 enfants atteints de maux de Pott à différents degrés ont été admis à Pen-Bron.

Maux de Pott cervicaux............	6
— dorsaux............	14
— lombaires............	4

10 étaient accompagnés d'abcès par congestion.

4 enfants avaient des paraplégies consécutives.

11 enfants atteints de maux de Pott ont déjà quitté l'hôpital. Sur ces 11 enfants, 6 ont été guéris, 2 améliorés, 1 réclamé avant le temps nécessaire pour sa guérison.

2 enfants ont succombé. Ils étaient, à leur arrivée, dans un état tel qu'il n'y a pas lieu de s'en étonner. Nous n'accepterions plus de malades dans de semblables conditions ; il arrive un moment où rien ne peut relever un organisme arrivé au dernier degré de la cachexie et où la réparation de telles désordres n'est plus possible.

Observation. — P., M., 16 ans, entre le 8 septembre 1887. C'est une des premières pensionnaires de Pen-Bron. Elle est atteinte d'un véritable effondrement des premières vertèbres dorsales et dernières cervicales. De nombreux et volumineux abcès fistuleux communiquent presque directement avec le siège du mal. La suppuration est très abondante, la jeune fille cachectique et même *albuminurique*. Il existe une *paraplégie* incomplète. Sous l'influence de drainages, de lavages antiseptiques et du décubitus dorsal, un peu d'amélioration se fit sentir, mais il fut momentané et la mort arriva le 25 janvier 1888.

Une autre petite malade de 4 ans a succombé à un véritable effondrement de ses vertèbres cervicales. Elle était depuis très peu de temps à Pen-Bron et n'avait pas eu le temps d'être soumise à un traitement sérieux.

A côté de ces deux enfants qui sont venues mourir à Pen-Bron d'une maladie arrivée à sa dernière période et que rien ne pouvait plus enrayer, nous avons eu des résultats qui nous ont étonnés nous-mêmes.

Observation. — Mlle C., 21 ans, atteinte de gibbosité dorsale inférieure très accentuée depuis plusieurs années, présente également des cicatrices adhérentes du poignet gauche, une ankylose de l'épaule droite, des fongosités des gaînes péronières gauches. Son organisme est profondément touché. Son mal de Pott est un feu mal éteint, la région toujours douloureuse, les mouvements de flexion difficiles. Un corset de De Sayre est appliqué et renouvelé à différentes reprises ; l'état général s'améliore rapidement et la souffrance cesse. Cette malade sort guérie au bout d'environ 15 mois, parfaitement guérie et dans un état merveilleux de santé.

Observation. — Ag., 5 ans, arrive dans la gouttière où il est couché depuis 18 mois, avec un mal de Pott de la région dorsale moyenne (gibbosité très accentuée), pas d'abcès, pas de congestion, pas de paraplégie. Corset plâtré et marche limitée. L'enfant prend un embonpoint tel qu'on est obligé de renouveler l'appareil qu'on rend amovo-inamovible. Bains d'eau-mère. Entré le 1er janvier 1888, l'enfant sort guéri et marchant bien vers le 15 août de la même année. Nous l'avons dernièrement reconnu dans une rue de Nantes à sa démarche importante d'ancien mal de Pott ; il paraissait en pleine santé.

Observation. — De., J., 11 ans. Entrée le 11 mai 1888. Mal de Pott avec gibbosité dorsale très prononcée. L'enfant marche à grand'peine et présente des fistules d'abcès par congestion ouvert à la cuisse. Appareil de De Sayre, injections d'éther iodoformé. Sort guéri le 30 septembre 1888.

Observation. — Sa. Mal de Pott lombaire. Pas de gibbosité, mais légère douleur à la région lombaire et difficulté dans la flexion de la colonne vertébrale. Abcès par congestion dans la fosse iliaque et dans la fesse. Une ponction avec l'aspirateur donne environ 250 grammes pour la fosse iliaque, 100 grammes pour la fesse. La ponction est renouvelée une seconde fois, mais donne beaucoup moins de liquide. Les abcès finissent par se résorber et disparaissent. Une légère saillie de la troisième lombaire vérifie notre diagnostic. L'état général est transformé, l'enfant mange, dort, ne souffre plus. Elle est encore à l'hôpital, mais peut être considérée comme guérie. (Séjour : 8 mois.)

Observation. — Bi., T., 12 ans. Entree le 1er juillet 1888. Mal de Pott lombaire avec abcès volumineux à la partie supero-interne de la cuisse droite.

Ponction aspiratrice 1/2 litre. Appareil silicaté. L'abcès ne se reproduit pas; la malade marche sans douleur. — Elle sort le 30 septembre 1888.

Observation. — Del., M., 16 ans. Entrée le 5 juillet 1888. Mal de Pott cervical sans abcès. Minerve. Sort guérie le 2 février 1889.

Comme on le voit, nous usons largement du corset de De Sayre, toujours prêts à faire reprendre le décubitus dorsal, si les choses ne marchent pas correctement. Nous ne méconnaissons pas son insuffisance, il n'empêche que les mouvements de la colonne vertébrale et ne remédie en rien au poids du segment supérieur sur les vertèbres malades, mais il y a deux questions dans le traitement du mal de Pott : l'état général et l'état local. Nous ne sommes pas persuadés que le décubitus avec ou sans appareil à extension continue rendent des services suffisants pour leur sacrifier le traitement général. Nous donnons le pas à ce dernier sur le traitement local. Il y a bien longtemps que les cliniciens ont fait cette remarque que les enfants atteints de maux de Pott à la campagne et soignés sans appareil guérissaient souvent mieux que les enfants des villes soignés savamment par les appareils les plus compliqués et les plus appropriés au soutènement de la tige vertébrale. Nous ne croyons pas jusqu'à présent qu'il faille, à moins de circonstances spéciales, condamner les malades au décubitus dorsal et au repos absolu. La nature fait souvent bien les choses et peut-être même le tassement des vertèbres n'est-il pas sans influence sur l'arrêt de la tuberculose.

Nous appliquons l'appareil de De Sayre, sans redressement ni suspension préalable, ne croyant point ces manœuvres de violence absolument inoffensives.

Nos interventions chirurgicales ont été très rares; elles ont consisté dans des ponctions aspiratrices quand les abcès par congestion, volumineux et douloureux, menaçaient de s'ouvrir à l'extérieur, dans des injections d'éther iodoformé.

Bien que le nombre des malades (300 environ) admis à Pen-Bron depuis sa fondation soit relativement assez considérable, il nous paraît encore impossible, raisonnablement, de présenter des statistiques assez nombreuses pour en déduire des moyennes nous permettant d'établir d'une façon mathématique l'excellence des résultats obtenus.

Mais nous pouvons cependant, dès aujourd'hui, en nous appuyant sur les observations citées plus haut, prouver d'une façon indiscutable aux esprits non prévenus que les hommes compétents qui, à sa naissance, ont visité Pen-Bron et à la tête desquels se trouvaient MM. Bergeron et Martin, ne s'étaient pas trompés sur la valeur des ressources thérapeutiques de cette presqu'île, si merveilleusement disposée pour la fondation d'un hôpital marin.

Il nous est permis maintenant d'affirmer à ces maîtres

et de prouver pièces en mains, au grand public qui nous entoure et qui suit avec tant d'intérêt cet intéressant spectacle de la lutte acharnée de la science moderne contre les terribles et hideuses maladies que guérit la mer, l'efficacité du séjour et du traitement de Pen-Bron.

Nous pouvons dire aux confrères qui nous ont déjà donné des encouragements si précieux en venant visiter nos salles et en nous confiant de nombreux malades: « Pen-Bron n'est point un trompe-l'œil. On y guérit réellement les tristes affections auxquelles succombent tôt ou tard, dans une lente et douloureuse agonie, les enfants qui en sont atteints. Lisez nos observations, voyez de près nos malades, et vous partagerez nos convictions. »

Au reste, il est une preuve irrécusable et que nous ne pourrions nous-mêmes réfuter, des précieuses qualités reconnues à Pen-Bron, c'est l'accroissement constant du nombre de malades qui nous sont adressés, malgré les difficultés et les tâtonnements inévitables du début, malgré les attaques irréfléchies et même violentes qui ont pu se produire, et qui se font encore jour, même parmi quelques-uns de nos éminents confrères de Paris qui ont prétendu que les marais salants (qui, du reste, sont placés à une distance déjà considérable de Pen-Bron et presque tous en exploitation, par conséquent inoffensifs), donnaient lieu à des cas nombreux d'intoxication paludéenne.

Les fièvres intermittentes, qui sont endémiques en Vendée dans le voisinage des marais salants, dont beaucoup sont déshabités, sont bien plus rares en Loire-Inférieure. Evidemment, dans les exploitations salines qui occupent une partie de la presqu'île guérandaise, ces fièvres peuvent apparaître çà et là, à certaines époques de l'année, mais elles n'amènent généralement pas les accidents d'empoisonnement chronique si fréquents sur beaucoup de points du territoire vendéen, où les marais sont abandonnés et convertis en flaques d'eaux saumâtres.

Enfin, autour de Pen-Bron, sur la langue de terre dont cet établissement occupe l'extrémité, il n'existe aucun marais salant. De tous côtés la mer environne l'hôpital, qui n'est relié à la terre ferme que par une étroite dune de sables incultes d'une centaine de mètres de largeur en moyenne et de 3 à 4 kilomètres de longueur.

D'un côté l'Océan, de l'autre un immense lac qui se vide et se remplit deux fois dans les 24 heures, et dont le contenu lave incessamment les plages qui entourent les bâtiments habités par les malades et qui les isole complètement.

Au delà de cette vaste étendue d'eau, convertie presque en totalité, à marée basse, en une grève de sable fin, il existe en effet des exploitations salines, mais déjà bien éloignées et dont les émanations contaminent si rarement les malades de Pen-Bron et le personnel qui y séjourne que nous ne nous souvenons pas avoir observé depuis deux ans un seul cas de fièvre intermittente bien caractérisé.

Quelques embarras muqueux, avec accès fébriles légers et cédant en peu de jours à un traitement convenable, voilà tout ce qu'il nous a été possible de constater. De là à l'empoisonnement paludéen il y a loin certainement. Au reste, depuis sa fondation, aucune épidémie ne s'est développée à Pen-Bron.

Les craintes des médecins qui ont pu penser et dire que les fièvres intermittentes étaient à mettre en sérieuse ligne de compte au point de vue de la salubrité de Pen-Bron, étaient donc absolument chimériques. Nos confrères peuvent se rassurer à cet égard et nous les verrons avec plaisir venir vérifier eux-mêmes sur place nos affirmations.

Cette objection est donc sans valeur. Elle n'est ni justifiée ni soutenable. Nous ne nous y arrêtons un instant que pour en finir une fois pour toutes avec des opinions erronées.

Et quand même (ce qui n'est pas) quelques cas d'impaludisme sérieux auraient évolué à Pen-Bron, serait-ce une raison valable pour priver des bénéfices évidents du traitement marin des malades dont la santé et la vie sont autrement menacées par des accidents bien plus graves que ne le seraient quelques atteintes de fièvre intermittente qui, en tout cas, même dans les plus mauvais marécages vendéens, ne revêtent que très rarement la forme pernicieuse.

Laissons donc de côté cette imputation sans valeur et après avoir, dans la première partie de ce travail, établi qu'à Pen-Bron on guérit, examinons quelles sont les maladies réellement justiciables des éléments thérapeutiques dont nous disposons.

1° Quelles affections ont paru se modifier le plus efficacement à Pen-Bron ?

2° Quelles sont celles qui ne semblent pas s'être améliorées par le traitement marin ?

3° Quelles sont celles qu'il a paru aggraver?

4° Quels sont les traitements hygiéniques, médicaux, chirurgicaux employés dans notre pratique journalière de Pen-Bron ?

5° Quelle doit être la durée de la cure d'air marin?

Tels sont les points par l'examen desquels nous terminerons cette étude.

I. — *Quelles affections ont paru se modifier le plus efficacement à Pen-Bron?*

En première ligne, les chloro-anémiques peuvent guérir rapidement. Il est, du reste, avéré depuis longtemps que cette catégorie de malades retrouve presque toujours, en un temps plus ou moins long, la santé par le traitement marin, mais un élément de guérison qui n'existe guère qu'à cet établissement, les bains d'eaux-mères, paraît abréger singulièrement chez eux la durée de la cure.

Viennent ensuite les adénopathes, dont les ganglions ne sont pas encore suppurés. Ceux-là, comme les chloro-anémiques purs, peuvent absolument compter sur une amélioration qui se change bientôt en une guérison définitive, pourvu que leur séjour soit suffisamment prolongé.

Ceux d'entre eux dont les glandes sont arrivées à la période de suppuration se modifient aussi très rapidement, mais, chez quelques-uns, il est nécessaire d'intervenir chirurgicalement.

En troisième lieu, paraissent devoir être classés les syphilitiques héréditaires dont l'état général subit en très peu de temps une transformation avantageuse sous l'influence des moyens habituels employés à Pen-Bron, qui permettent à la médication spécifique d'exercer avec plus d'efficacité son action salutaire. Certaines lésions oculaires de même nature, les leucomes, par exemple, cèdent admirablement dans ce milieu marin. Sur ce point, le mémoire lu par notre excellent et savant confrère le docteur Dianoux, le 8 mai 1888, à la Société française d'ophtalmologie et annexé à ce travail, ne laisse subsister aucun doute sur l'efficacité du séjour à Pen-Bron des malades atteints d'affections oculaires chroniques.

Viennent ensuite les fongosités tuberculeuses sans lésions osseuses, les arthropathies et les ostéopathies de toute nature, les maux de Pott, les abcès froids et enfin les lupus et le rachitisme.

Toutes ces affections évoluent bien souvent avec rapidité et guérissent fréquemment sans qu'une intervention chirurgicale, qui paraissait au premier abord imminente, soit jugée nécessaire.

II. — *Quelles sont celles qui ne semblent pas s'être améliorées par le traitement marin ?*

Les paralysies infantiles, les atrophies cérébrales n'ont paru obtenir à Pen-Bron que le bénéfice qu'y trouvent tous les débilités, tous les cachectiques, en général, mais l'affection primordiale elle-même est restée stationnaire. Au contraire, chez certains enfants atteints de paraplégies consécutives à des compressions médullaires occasionnées par des déformations rachidiennes dans le mal de Pott, et dont quelques-uns n'avaient jamais marché, le résultat a été souvent favorable. Ils ont pu arriver à se maintenir debout, et même à se servir de leurs membres inférieurs, avec ou sans béquilles, après avoir été soumis, bien entendu, au traitement par le corset de Sayre.

Il ne faut donc pas croire qu'à Pen-Bron on guérisse toutes les maladies et, malgré tout l'enthousiasme que l'on peut éprouver à la vue des excellents résultats obtenus dans certaines affections, penser que ce soit la panacée universelle et qu'il n'y ait qu'à venir à la mer pour se guérir de tout et toujours. Les quelques lignes qui suivent montrent en effet que pour certaines affections Pen-Bron est parfaitement contre indiqué.

III. — *Dans quelles affections le traitement marin paraît-il aggraver le mal?*

Les tuberculeux pulmonaires, les albuminuriques en général paraissent non seulement n'obtenir aucun bénéfice de l'air marin, mais leur situation semble devenir plus mauvaise. Cependant l'observation ci-dessous prouve que, dans certains cas, même chez les albuminuriques, il est possible d'obtenir une restauration momentanée de la santé :

B., Joseph, 14 ans. Entré le 3 décembre 1887. Sorti le 22 avril 1888.

Ostéo-périostites tuberculeuses des deux malaires, adénopathies suppurées multiples droite et gauche du cou, ostéo-périostite de la malléole externe de la jambe gauche. Les urines contiennent une grande quantité d'albumine, l'état général est très mauvais. Nous décidons qu'en présence de l'état des reins, l'enfant sera retourné à sa famille. Mais sur la demande pressante des parents, il reste à l'hôpital. Sa santé s'améliore assez rapidement, mais l'albuminurie continue. Puis le petit malade décline de nouveau, et nous constatons une gibbosité au début. A partir de ce moment son état s'aggrave, et bientôt il est renvoyé dans son pays dans une situation très alarmante.

Certes, cet enfant a éprouvé par le fait du traitement marin quelques mois de survie, mais l'albuminurie ne s'est pas modifiée, et les accidents osseux ont continué, car c'est à Pen-Bron même qu'il a présenté les premières manifestations du mal de Pott.

Quant aux tuberculeux pulmonaires, deux à trois faits nous ont prouvé que, même au début, il faut éloigner d'une station placée dans les conditions de l'hôpital de

Pen-Bron, cette catégorie de malades. Non seulement ils ne s'y améliorent pas, mais dans certains cas mêmes le bacille paraît se développer dans des poumons qui paraissaient jusqu'alors être restés à l'abri de cette redoutable complication.

Nous citerons comme exemple une jeune fille qui, opérée déjà à son domicile de tumeurs ganglionnaires de l'aisselle, entre à Pen-Bron pour débilité constitutionnelle. Aucun signe stéthoscopique ne décelait à cette époque de lésions pulmonaires. Après un séjour de quelques mois pendant lesquels cette malade vit sa santé s'améliorer très notablement, de nouvelles productions de même nature que celles qui avaient déjà nécessité une opération, font leur apparition dans le creux axillaire du côté opposé. Une intervention est jugée nécessaire, quoique la santé de la malade eût déjà décliné. L'opération était indiquée en raison des douleurs vives et de la gêne considérable occasionnée par la tumeur récente. Cette production enlevée, la malade continue à maigrir ; bien qu'il ne soit pas encore possible d'entendre de râles bronchiques, certaines modifications dans le rhytme respiratoire et dans la sonorité thoracique, donnent lieu de penser que la tuberculose a envahi les poumons, et la malade est renvoyée aux hospices de Nantes qui nous l'avaient confiée.

Revue récemment par l'un de nous, quelques semaines après son départ de Pen-Bron, elle a été trouvée sensiblement améliorée par le changement de milieu.

IV. — Quels sont les traitements hygiéniques, médicaux, chirurgicaux, usités à Pen-Bron dans notre pratique habituelle?

Au cours de ce travail, et en faisant la description des

diverses catégories de malades qu'il nous a été donné d'observer, surtout à Pen-Bron, nous avons dit quelques mots des traitements employés pour chacune d'elles.

Ici, nous nous proposons d'exposer quelques vues générales sur l'hygiène adoptée pour nos malades, sur les soins médicaux qui leur sont donnés d'ordinaire, enfin sur nos procédés habituels d'interventions.

Les malades admis dans nos salles sont généralement les enfants de familles placées dans une situation modeste, ou pauvre, ou même indigente. Quelques-uns appartiennent à des parents plus aisés ; certains d'entre eux nous sont adressés par les Commissions administratives d'hôpitaux ou d'hospices.

Ils trouvent, en arrivant à Pen-Bron, une hygiène alimentaire convenable, qui améliore, chez ceux qui ne jouissaient pas de cet avantage, les fonctions digestives.

La nutrition, grâce au changement d'habitation, à la nature de l'air qu'ils respirent désormais, se fait bien mieux et, en quelques jours, chez presque tous, l'appétit est revenu et leur santé se modifie d'autant plus rapidement, qu'ils se trouvaient, chez eux, dans de plus mauvaises conditions de nourriture, de logement et de milieu respiratoire.

Tous les malades dont l'état n'exige pas le séjour permanent dans les infirmeries, vivent au dehors. Ceux qui ne peuvent marcher sont transportés sur des lits roulants ou à bras sur la plage voisine, sur laquelle sont disposées les cabines de bains.

Les dortoirs, les infirmeries, sont munis d'ouvertures nombreuses ; dès le matin, largement ventilés, de telle sorte que les malades qui gardent le lit sont eux-mêmes exposés d'une façon presque permanente aux émanations marines.

Les soins médicaux varient nécessairement suivant le genre d'affections ; mais ils se résument en toniques, huile de morue, préparations de quinquina, ferrugineuses et phosphatées, médicaments spécifiques.

Les bains de mer sont donnés largement et fréquemment aux enfants chez lesquels n'existe aucune contre-indication. Ils sont administrés selon les règles ordinaires.

Enfin, les bains d'eaux-mères, une des plus précieuses ressources de la thérapeutique de Pen-Bron, viennent ajouter leur action si efficace aux soins hygiéniques et aux traitements médicaux et chirurgicaux.

Nous croyons utile de donner ici quelques renseignements sur la composition des eaux-mères employées à Pen-Bron, sur les différences qu'elles présentent avec les eaux minérales de même nature et aussi sur leur valeur comparée à celle de certaines eaux similaires.

Mais avant de traiter ces divers points, il nous semble intéressant de fournir quelques indications sur la manière dont sont obtenues les eaux-mères. Cette question est, en général, peu connue. Les personnes étrangères à la médecine, et peut être quelques-uns de nos confrères, sont convaincus que ce sont des eaux recueillies dans le marais lui-même, dans l'*œillet,* qui contient la mince nappe d'eau de mer, au fond de laquelle, lorsque le temps est chaud et sec, vient se cristalliser le chlorure de sodium qui s'y trouve en état de dissolution. Il n'en est rien ; ces eaux sont impures. Elles contiennent des poussières et des détritus organiques.

Les eaux-mères proviennent d'une autre source, des raffineries de sel. Deux usines de ce genre existent au Croisic, et chacune d'elles comprend deux exploitations bien distinctes.

Dans l'une se fait la préparation du gros sel, sel gris,

sel de cuisine, que l'on trouve dans le commerce, en cristaux volumineux. Ce sel s'obtient par le lavage à froid, dans de l'eau de mer qui a été saturée artificiellement de chlorure de sodium. Cette eau traverse successivement plusieurs cuves que l'on remplit en partie de sel vierge qui arrive directement du marais salant. Au moyen de pelles avec lesquelles on lui fait subir, en l'agitant, un lavage dans ces réservoirs, ce sel vierge est débarrassé des impuretés qu'il contient. Puis il est retiré des cuves et livré au commerce. Les eaux saturées qui ont servi à le laver étant chargées de matières étrangères, sont jetées.

Ce n'est donc pas la préparation du sel gris ou gros sel, qui n'est en somme qu'un lavage à froid dans l'eau de mer saturée qui fournit les véritables eaux-mères.

Dans l'autre est préparé le sel blanc, le sel fin ou sel raffiné, que l'on sert à table. Les eaux-mères sont le résidu du traitement spécial que subit le sel gris pour passer à l'état de sel blanc.

Pour obtenir ce sel blanc, on prend de l'eau de mer dans laquelle on fait fondre jusqu'à saturation du sel gris lavé. Cette eau est filtrée dans des retailles de bonnes éponges et y abandonne les matières étrangères qu'elle contient encore ; puis elle est versée dans une large chaudière métallique, plate, carrée, de 6 à 8 mètres de côté et de 0m,60 à 0m,80 de profondeur, sous laquelle est disposé un fourneau. Alors on fait bouillir le contenu de la chaudière. Cette ébullition fait évaporer une grande partie de l'eau chauffée. Le chlorure de sodium dont elle est saturée, se trouvant en excès, se dépose au fond de la cuve, sous forme de sel blanc, qui est ratissé et mis en tas sur l'un des bords de la chaudière. C'est le sel raffiné, le sel pur, le sel blanc, ou sel fin, ou sel de table, qui se présente sous la forme de très petits cristaux.

Les eaux qui restent au fond de la cuve sont les eaux-mères, résidu de l'opération. Elles sont légèrement filantes et de teinte jaunâtre. Ce sont ces eaux que nous employons à Pen-Bron pour le traitement de nos malades. Pures, elles sont légèrement caustiques. Leur composition exacte a été déterminée par l'analyse du professeur Andouard, que l'on trouve ci-dessous.

C'est ainsi que l'on obtient ces eaux si efficaces. Elles peuvent être expédiées dans des barils et se conservent parfaitement.

On en trouve à Nantes dans plusieurs établissements de bains, et nous les employons en ville même, pour les malades qui ne peuvent être transportés à la mer.

Cazin écrivait, en 1885, dans son beau livre sur les hôpitaux marins :

« Pour nous, nous préfèrerions pour certains cas, nécessitant la production d'une excitation vive, le traitement par les eaux-mères des marais salants aux bains d'eaux-mères de Salins, de Kreuznach, etc., à condition que ces marais soient dans un bon état d'entretien.

» Ainsi nous serions heureux de voir créer une installation spéciale dans nos salines de l'Ouest (1). »

Ce vœu qu'émettait Cazin est rempli par la fondation de Pen-Bron.

Certaines stations célèbres, ou en passe de le devenir, pour le traitement de la tuberculose locale, Salies de Béarn, par exemple, ne doivent leur réputation qu'à l'extrême minéralisation de leurs eaux.

Pour nous, et notre opinion sera probablement partagée, nous avons bien plus de confiance pour la guérison de cette

(1) Cazin. *De l'Influence des bains de mer sur la scrofule des enfants.* 1885, p. 88.

maladie dans l'air marin lui-même, dans le séjour prolongé au bord de l'Océan, que dans les eaux chlorurées, si puissamment minéralisées qu'elles soient. Mais une station qui peut offrir en même temps ces deux conditions nous semble bien près de l'idéal.

Pen-Bron aura toujours sur les autres hôpitaux marins cette supériorité qu'il est placé au milieu de ces immenses salines de Guérande et du Croisic qui lui fourniront, sans craindre qu'elles se tarissent jamais, des eaux-mères puissantes.

Sa situation dans une presqu'île de l'Océan doit également le faire préférer aux sources chlorurées placées loin de ce milieu revivifiant.

Les eaux-mères que procurent à Pen-Bron les usines à sel du voisinage, ne le cèdent en rien aux eaux salines les plus minéralisées. Elles se rapprochent beaucoup de celles de Salies de Béarn.

Eaux-mères de Pen-Bron.

GROUPEMENT HYPOTHÉTIQUE.

Densité 1,229 à la température de 12°. Un litre de ces eaux-mères contient :

Chlorure	de sodium	266,30
—	de magnésium	48,15
—	de calcium	12,06
Sulfate	de sodium	25,11
—	de magnésium	27,43
—	de calcium	9,24
—	de potassium	8,50
Sels non dosés		23,71
	Total	420,50

Laboratoire du Pr Andouard (de l'Ecole de médecine de Nantes). — 23 janvier 1889.

Les bains de Salies de Béarn se composent de l'eau salée de la source du Baillat pure ou additionnée d'eaux-mères de cette même source.

ANALYSE DE LA SOURCE DU BAILLAT.

Un litre d'eau a donné les principes suivants :

Chlorure de sodium............	216,020
— de potassium.........	2,080
— de calcium...........	Non appréciés
— de magnésium........	
Sulfate de soude.............	9,750
— de potasse...........	
— de magnésie..........	
— de chaux.............	
Bromure alcalin...............	traces fort légères
Phosphate, silice, alumine......	1,050
Oxyde de fer et matière organique.	5,500
Bicarbonate de chaux et magnésie.	
Total.........	233,406

1857. Ossian Henry. Densité, 1,208. Température, 14°,9.

Eaux-mères de Salies.

Densité : 1,221.

Un litre évaporé à siccité laisse un résidu pesant 290 gr., composé des principes suivants :

Chlorure de sodium...........	290 gr.
— de calcium...........	
— de magnésium........	
Bromure de magnésium........	
Iodure de sodium...........	

Sulfate de magnésie..........	}	traces.
— de soude............		
— de chaux.............		

Sexquioxyde de fer.

Matières organiques et silice.

Le dosage de l'iode et de brome a donné à Réveil 0,032121 d'iode et 0,032,83 de brome ou 0,037984 d'iodure de sodium et 0,0377545 de bromure de magnésium.

Pour arriver à des bains analogues, il est évident que nous ne devrons pas nous contenter d'une addition de quelques litres d'eaux-mères comme à Salies, puisque la seule source naturelle à laquelle nous puissions puiser est l'Océan, qui ne contient que 27 de chlorure de sodium. Mais il est évident aussi qu'avec nos eaux-mères si puissamment minéralisées, nous arrivons à un résultat identique.

L'eau-mère de Salins (Jura) diffère peu de celle de Salies de Béarn et de celle de Pen-Bron. Dans ces trois stations, c'est le chlorure de sodium qui est l'élément minéralisateur principal.

Eaux-mères de Salins (Jura).

Chlorure de sodium..........	168,0400
— de magnésium.......	60,0084
Bromure de potassium........	traces.
Iodure de sodium..........	
Sulfate de potasse..........	65,5856
— de soude............	22,0600
Peroxyde de fer..............	trace.
Eau par différence...........	680,5640
Total......	1,000,000

(Réveil).

Composition, bien entendu, variable suivant le degré de concentration.

C'est, au contraire, le chlorure de calcium qui domine dans les eaux-mères de Kreuznach.

Eaux-mères de Kreuznach.

Dans 1,000 grammes :

Chlorure de calcium..........	230,306
— de magnésium........	30,005
— de sodium...........	20,247
— de potassium	20,191
— de lithium	0,103
— d'aluminium	0,020
Bromure de sodium	0,770
Iodure de sodium	0,000
Chlorhydrate de fer	traces.
Manganèse...................	traces.
Acide phosphorique...........	traces.
Matières fixes................	302,345
Matière organique et eau	697,065
Total........	1,000,000

Dans celles de Bex, c'est le chlorure de magnésium.

Eaux-mères de Bex.

Densité : 1,276.

1,000 grammes renferment :

Chlorure de magnésium	142,80
— de calcium	40,39
— de potassium	38,62
Bromure de magnésium.......	0,65
Iodure de magnésium.......	0,08
Sulfate de soude............	35,45
Silice	0,05
Total des matières fixes...	292

Nous nous sommes plu à rappeler la composition de ces différentes eaux pour bien établir que Pen-Bron, en dehors de sa situation exceptionnelle comme milieu marin, marchait de pair avec les stations les plus renommées.

C'est presque toujours en bains, plus rarement en douches que nous employons les eaux-mères. Leur emploi doit être surveillé de très près, car elles provoquent parfois sur la peau sensible de certains malades des phénomènes irritatifs et des éruptions douloureuses.

Elles sont également employées pour imprégner des compresses qu'on applique sur les ulcères tuberculeux, atoniques, ganglionnaires ou autres ou bien en injections dans des fistules ou des cavités anfractueuses.

Elles sont pour le traitement de nos tuberculeux locaux une très grande ressource ; mais dans beaucoup de cas, chez les débilités, chez les ganglionnaires, nous préférons le bain de mer simple, le bain à la lame à ce bain de baignoire même très minéralisé.

Ici encore Pen-Bron est admirablement disposé ; du côté de la presqu'île qui regarde la haute mer, nous avons pour les enfants améliorés ou peu malades, pour les enfants déjà grands ou aguerris, les vagues puissantes de l'Océan qui frappent en douche et forcent l'enfant à faire pendant le bain un exercice salutaire; du côté qui regarde le continent, le *Traict* forme une baignoire où l'eau vite échauffée sur le sable et presque sans rides, permet aux plus faibles un *bain sans fatigue et sans danger*.

V. — *Quelle doit être la durée du séjour à Pen-Bron des malades justiciables du traitement marin?*

Il est impossible de répondre catégoriquement à cette question ; mais les spécialistes qui possèdent une grande expérience sur ce sujet, Cazin, par exemple, et avec lesquels nous sommes, du reste, en parfaite conformité d'idées, pensent que cette durée doit être longue.

Il est difficile, malheureusement, de faire pénétrer cette conviction dans l'esprit du public, en général, et la plupart du temps nous *blanchissons* seulement les malades sans avoir le temps de leur refaire une constitution nouvelle. Dès que les plaies sont cicatrisées, les membres redressés, la marche possible, la plupart nous quittent restant souvent sous le coup de nouveaux accidents.

Il serait indispensable, pour arriver à des résultats définitifs (c'est-à-dire à empêcher pendant le reste de leur existence les enfants qui nous sont confiés d'être de nouveau frappés des manifestations pour lesquelles ils sont traités à Pen-Bron), que ces malades restent longtemps, très longtemps sur les plages où ils ont vu disparaître les symptômes extérieurs d'affections le plus souvent héréditaires.

C'est à ce prix seulement qu'ils pourront être certains de braver le retour de la maladie, lorsqu'ils auront abandonné l'air marin salutaire et protecteur pour se plonger de nouveau dans les milieux délétères qu'ils avaient quittés pour venir chercher à Pen-Bron la santé et la vie.

RAPPORT

SUR

LE SERVICE OPHTALMOLOGIQUE

DE L'HOPITAL-MARIN DE PEN-BRON

PAR LE Dr DIANOUX,

Professeur de clinique ophtalmologique à l'Ecole de Médecine de Nantes.

Peu de temps après la fondation de l'hôpital-marin de Pen-Bron, je communiquai à la Société française d'ophtalmologie un travail sur les résultats de la cure d'air marin sur un certain nombre de maladies des yeux.

Ce travail a été inséré dans les rapports de l'hôpital. J'y exprimais l'espoir que Pen-Bron, en raison de la douceur de son climat, de l'absence de sable fin en suspension dans l'air, de la possibilité de maintenir les enfants dehors pendant plusieurs heures, même pendant la plus rude saison, permettraient le traitement efficace des maladies des yeux si fréquentes par le fait des diathèses et des maladies du jeune âge.

J'apportais de nombreuses observations à l'appui de mes prévisions.

Des années se sont écoulées; l'espérance s'est changée en certitude.

L'action de l'air marin s'interprète de deux façons :

1° Une action générale : le relèvement des forces, les modifications et l'accélération de la nutrition ;

2° L'action locale de l'air salin.

1° Il n'est pas besoin d'être grand clerc, ni même médecin, pour comprendre que l'amélioration de la santé facilitera et hâtera la résorption d'infiltrations torpides de la cornée, suite de kératites scrofuleuses ou hérédo-syphilitiques, ou bien de dépôts sur la membrane de Descemet si fréquents chez les candidats à la tuberculose ; que ce même rétablissement des forces agira énergiquement sur la forme trachomateuse des granulations dont l'origine est bien proche parente de la tuberculose.

L'expérience avait déjà montré depuis longtemps qu'il devait en être ainsi et les résultats observés à Pen-Bron ont confirmé l'expérience.

2° L'action locale est plus spéciale : elle consiste en une sorte de douche continue d'air salin, ayant son maximum d'action quand le vent transporte l'embrun. C'est, répétée à tous les instants, l'excitation artificielle du segment antérieur de l'œil, que nous provoquons ailleurs par les douches de vapeur, les poudres, etc., mais sans irritation douloureuse, sans violence. L'enfant fait son traitement inconsciemment et il ne peut s'y soustraire puisque, dans les enclos où il joue en dehors de la plage, il ne peut s'éloigner au maximum à plus de 100 mètres de l'Océan.

Fait inattendu, les blépharites, probablement ainsi que je le disais à raison de l'absence de ce sable fin qui les exaspère à Berck-sur-Mer, guérissent assez vite avec le traitement ordinaire et je ne les ai pas vu récidiver.

Les conjonctivites pustuleuses et les kératites de même nature, dues, on le sait, à l'action des microbes banaux de la suppuration et qu'on devrait s'attendre à voir pulluler en raison de la constitution des enfants de Pen-Bron, sont tout à fait exceptionnelles. C'est là un fait d'observation bien remarquable.

Bien plus remarquable encore, quoique de même ordre, est la remarque suivante que j'avais signalée dans mon premier rapport, avec la réserve que comportait sa gravité :

Les affections contagieuses des yeux apportées à l'hôpital de Pen-Bron, y *perdent leur caractère contagieux*.

Nous avons reçu à Pen-Bron un nombre respectable d'enfants venus des points les plus différents de la France, atteints de conjonctivite catarrhale aiguë, de conjonctivite granuleuse. Ces enfants ont continué à vivre en commun avec les autres, couchant dans les mêmes dortoirs : aucun cas de contagion ne s'est produit, et le traitement a eu raison plus ou moins vite de ces affections qui se sont éteintes sur place pour la plupart.

Il est impossible d'admettre que tous les autres enfants aient présenté une réceptivité nulle. Il n'est pas non plus admissible que les enfants contaminés à leur arrivée soient devenus en quelques jours un terrain de culture impropre à la vie des micro-organismes qui s'y développaient jusque-là.

Le traitement ne peut non plus revendiquer cette immunité à son actif, puisque plusieurs jours se sont maintes fois passés avant qu'il ait été institué.

Force est donc d'admettre une atténuation de virulence des microbes par le milieu ; et de fait je n'ai jamais soigné pour une affection parasitaire des conjonctives ou des voies lacrymales, un habitant de la presqu'île de Batz, pas plus d'ailleurs que du littoral breton.

Ce fait d'observation est, à mon sens, des plus importants et il suffit, pour qu'une expérience sérieuse soit faite sur une série de granuleux appartenant aux régions où cette maladie sévit cruellement.

Nantes offre peu de sujets pour cette expérience, la conjonctivite granuleuse est généralement bénigne et rare chez l'enfant; c'est grâce encore à l'air marin. Ce n'est certainement pas à la bonne hygiène de la ville, puisqu'il n'en existe pas.

Que les départements nous viennent en aide et Pen-Bron pourra constituer un sanatorium de granuleux autrement efficace que les hospices spéciaux où bien des enfants ne séjournent que pour passer plus tard à l'institut des jeunes aveugles.

Nantes, le 10 décembre 1891.

LETTRE DE M. LE PROFESSEUR VERNEUIL

ADRESSÉE A M. PALLU, FONDATEUR.

Paris, le 28 juin 1887 (1).

MONSIEUR,

J'ai lu avec un vif intérêt votre chaleureuse plaidoirie en faveur de la création d'hôpitaux maritimes pour le traitement des enfants scrofuleux. J'ai vu avec plus de plaisir encore que vous aviez déjà donné à cette généreuse idée la consécration pratique, puisque dans quelques jours un nouvel hôpital fonctionnera en vue du Croisic.

L'utilité des stations maritimes dans le traitement de la scrofule et de la tuberculose n'a plus besoin d'être démontrée. Lorsque la cure est bien conduite, comme à notre grand hôpital de Berck, par exemple, les résultats sont excellents, et l'on pourrait faire bien mieux encore.

J'applaudis d'autant plus vos efforts que je suis moi-même, eu égard à la tuberculose, dans une situation comparable à la vôtre. Vous faites appel à la charité, à la solidarité, au patriotisme, pour obtenir les ressources matérielles indispensables à la fondation de vos asiles.

L'an dernier, ému comme tout le monde médical des ravages toujours croissants de la tuberculose, j'ai provoqué

(1) Cette lettre a été pour moi un trop précieux appui pour que je ne la reprenne pas comme préface de ce second travail qui proclame le succès de l'hôpital-marin de Pen-Bron, dont elle a été le précurseur. Du reste, ne semble-t-elle pas écrite d'hier par le maître éminent sous le patronage duquel je me permets de placer cet humble travail ?

H. P.

l'ouverture d'une souscription pour l'étude expérimentale et clinique du fléau, et, grâce au concours de plusieurs médecins et chirurgiens distingués, un premier volume de recherches a déjà paru.

Vous poursuivez en homme pratique l'application immédiate du plus puissant moyen hygiénique et curatif que nous possédions aujourd'hui. De notre côté, mes collaborateurs et moi cherchons, en naturalistes et en pathologistes, dans le laboratoire et au lit du malade, à connaître le mieux possible l'ennemi redoutable que nous avons à combattre, et à trouver contre lui des armes plus nombreuses et plus puissantes.

En somme, nous tendons au même but, en y marchant par des voies différentes, également bonnes et sûres. Mais ce qu'il convient de proclamer bien haut, c'est que nos œuvres sont tout à fait solidaires, qu'elles peuvent et doivent se prêter un mutuel appui, et que quiconque aidera l'une servira l'autre.

Et maintenant, que le public, si généreux pour les grandes catastrophes, fasse ici encore son devoir, comme nous faisons le nôtre ; qu'il soit surtout persévérant et tenace dans le bien, et d'ici quelques années bien des existences seront sauvées, bien des condamnés à la mort lente seront guéris par l'action réunie de la nature et de la science.

Que cela arrive, et nous serons bien récompensés.

Recevez, etc., etc.

Professeur VERNEUIL,

Membre de l'Académie des Sciences et de l'Académie de Médecine.

RAPPORT

PRÉSENTÉ PAR

M. LE MARQUIS DE LA FERRONNAYS

Député, Conseiller général

A LA SÉANCE DU CONSEIL GÉNÉRAL DE LA LOIRE-INFÉRIEURE DU 31 AOUT 1888.

MESSIEURS,

Lorsque l'année dernière, à votre session d'août, vous avez été saisis d'une demande de subvention pour l'hôpital-marin de Pen-Bron, ce n'est pas sans une hésitation bien légitime que vous vous êtes décidés à accueillir les affirmations du fondateur de cet établissement. A cette époque, en effet, tout restait, ou peu s'en faut, à créer sur la presqu'île du pays guérandais ; l'œuvre de la nature était seule complètement achevée, et vous aviez le droit de vous demander si des causes variées n'empêcheraient pas l'accomplissement de celle des hommes : on vous assurait, d'ailleurs, qu'une personne généreuse mettait à la disposition de l'organisateur une somme plus que suffisante pour couvrir tous les frais d'installation ; la nécessité de votre concours semblait donc moins évidente au point de vue matériel, au point de vue moral ; au contraire, votre appui était d'un prix inappréciable en venant prouver, en dehors du département, que l'Œuvre était sérieuse et que ses promoteurs méritaient la confiance que l'on pourrait, ailleurs, vouloir leur témoigner.

Vous avez sagement apprécié cette situation, en accordant la subvention qui vous était demandée, mais en réclamant, en même temps, que les premiers pensionnaires de Pen-Bron fussent choisis parmi les pupilles de l'Assistance publique.

Voici bientôt un an que l'expérience tentée sous vos auspices dure, et c'est avec un sentiment de vive satisfaction, c'est avec une juste fierté, disons-le hautement, que nous venons aujourd'hui vous en annoncer l'éclatant succès, succès supérieur même aux plus optimistes prévisions.

Samedi dernier, 25 août, un grand nombre d'entre vous se sont rendus à Pen-Bron ; il serait donc peut-être suffisant de faire appel à leurs souvenirs et à l'impression d'admiration émue qu'ils ont rapportée de cette visite ; quelques-uns de nos Collègues pourtant, retenus par l'étude des affaires importantes qui vous sont soumises, n'ont pu se joindre à nous : d'ailleurs, si vous adoptez — comme nous en avons l'espoir — les conclusions que nous nous proposons de vous soumettre, l'hôpital-marin de Pen-Bron prendra une rapide extension ; nous avons pensé, dès lors, qu'il convenait d'entrer dans de plus longs développements sur l'état actuel d'une institution dont vous avez protégé la naissance et qui vous devra sa salutaire prospérité.

I.

La presqu'île de Pen-Bron se détache de la côte de Guérande sur le territoire de la Turballe ; elle se dirige sensiblement du Nord quart Est au Sud quart Ouest sur une longueur de 1,200 mètres séparant de la mer la lagune du Grand-Trait dans laquelle débouchent, vous le savez, les vastes marais salants du Croisic, de Batz, du Pouliguen, de Guérande, etc. ; sa largeur moyenne est environ de 250 à 300 mètres, et elle se termine en face des quais du Croisic à une distance de 900 mètres ; son relief, qui, du côté du Grand-Trait, est de 3 à 4 mètres, s'abaisse vers la mer, où il vient mourir en une plage de sable fin, que domine une petite dune d'à peu près un mètre de hauteur.

Ces détails topographiques ont leur importance et font mieux comprendre les effets thérapeutiques qui placent l'hôpital de Pen-Bron bien en avant de tous les établissements similaires : à moins d'être dans une île, il est difficile d'imaginer une position plus complètement exposée à l'air de la mer ; de quelque côté que vienne le vent, il apporte avec lui les effluves vivifiants de l'Océan, soit qu'il les ait recueillis sur l'Atlantique même, soit qu'il s'en soit chargé en passant sur les marais salants, tout imprégnés d'iodures, de bromures, de chlorures, de tous ces sels, en un mot, auxquels la médecine moderne demande la guérison des affections scrofuleuses, mais qu'elle ne peut, dans les conditions habituelles, mettre en œuvre sans le concours du pharmacien.

Vers l'extrémité de cette presqu'île se dresse l'hôpital, ancien établissement industriel très heureusement adapté à sa nouvelle destination. Trois corps de bâtiments forment une cour dont le grand côté est sensiblement parallèle à l'axe de la presqu'île et dont le quatrième côté est indiqué par des bâtiments plus bas, moins réguliers, fort judicieusement appropriés à certains services, infirmerie, bains, salle d'opérations, cuisine, etc., qu'il y a intérêt à éloigner autant que possible des salles proprement dites.

Tous ces pavillons ont été soigneusement nettoyés et blanchis à la chaux ; de nombreuses fenêtres y laissent largement pénétrer l'air et la lumière ; plusieurs d'entre eux ont vue sur la mer par deux de leurs faces ; partout règnent la plus grande propreté, l'ordre le plus méticuleux ; c'est le seul luxe de Pen-Bron, si l'on peut considérer comme un luxe des conditions qui sont un des facteurs les plus puissants du succès dans le traitement des affections auxquelles est destiné le nouvel hôpital.

Une buanderie, avec pharmacie, admirablement tenue, une salle de bains, une salle d'opérations, presque inutile heureusement jusqu'ici, enfin une chapelle où chaque jour l'aumônier demande à Dieu de venir en aide à la science et au dévouement des médecins : telle est la description succincte d'un Etablissement qui prouve une fois de plus ce que peut produire l'esprit de dévouement, l'amour du prochain, la persévérance dans la réalisation des grandes idées, lorsque ces sentiments animent des hommes de cœur que soutient la foi.

Le service médical est dirigé par M. le docteur Kerguistel, de Guérande, qui vient plusieurs fois par semaine, et se déplace, en outre, aussi souvent que l'exige l'état exceptionnel des malades. En lui adressant vos remercîments pour le zèle dont il fait preuve, nous ne faisons que devancer l'hommage que lui rendra la science française lorsque les résultats qu'il a obtenus et les observations cliniques qu'il a pu recueillir seront plus largement connus du monde médical.

Malgré l'éloignement de Nantes, nos plus éminents spécialistes se sont fait un honneur d'apporter à M. le docteur Kerguistel l'inappréciable concours de leur expérience et de leur habileté : citer pour la chirurgie, MM. les docteurs Gruget et Poisson ; pour les affections des yeux, M. le docteur Dianoux ; pour celles du nez, des oreilles et du larynx, M. le docteur Bertin ; enfin pour celles des dents, M. le docteur Dupas et M. Coignard, c'est proclamer bien haut que rien n'est négligé à Pen-Bron de ce qui peut seconder l'œuvre de la nature et hâter la guérison des malades qui viennent y demander la santé.

Un jeune interne, M. Leray, rivalise de dévouement avec les Sœurs de Saint-Vincent-de-Paul, auxquelles la direction de la maison et la surveillance des enfants ont été confiées : huit filles de service et un homme de peine complètent le personnel de l'hôpital, dont le service religieux est assuré par un aumônier.

II.

Avec ces ressources modestes, mais sagement ménagées, l'Etablissement de Pen-Bron a-t-il réalisé les prodiges que l'on vous avait promis et que nous avons eu l'honneur de vous annoncer, il y a un an, à pareille époque ? Vous allez en juger : les statistiques médicales ont ici la seule éloquence qui puisse porter la conviction dans les esprits les plus prévenus et dissiper les dernières hésitations. Le nombre des admissions s'élevait, au jour de notre visite, à 118 enfants des deux sexes ou jeunes filles ; 17 d'entre eux provenaient soit de l'Assistance publique, soit des indigents du département ; ces deux premières catégories ont fourni huit guérisons complètes, auxquelles une neuvième viendra très prochainement s'ajouter. L'état de six autres enfants s'est considérablement amélioré et promet d'espérer la guérison ; un seul a dû être considéré comme incurable, malgré le soulagement notable que lui avait procuré son séjour à Pen-Bron. Il ne s'est produit aucun décès, et les affections dont étaient atteints ces 17 enfants, ganglions suppurés ou non, ostéites, leucômes, lupus, tumeurs blanches, kératites, rachitisme, anémie profonde, sont de celles devant lesquelles trop souvent la médecine est forcée d'avouer son impuissance.

Parmi les autres malades, beaucoup proviennent de départements parfois très éloignés de la Loire-Inférieure ;

actuellement, Rouen compte un certain nombre de pensionnaires, il en est venu de Tours, de Cholet, de Paris même. Déduction faite des 17 enfants dont nous venons de parler et de 12 nouveaux venus sur lesquels les médecins n'ont pas encore eu le temps de se prononcer — quelques-uns étaient entrés la veille de notre visite, — les malades de cette deuxième catégorie sont au nombre de 89 ; 26 sont déjà sortis complètement guéris ; 8 sont très améliorés ; 45 améliorés ; 9 seulement sont restés stationnaires ; dans la plupart des cas, la guérison est probable, sinon certaine, et il n'y a eu que trois décès, encore deux étaient-ils dus à l'effondrement des vertèbres, et ils se sont produits dans les premiers jours de l'admission, avant que les salutaires effets de l'air marin aient pu se faire sentir.

Les affections sont les mêmes que nous avons signalées à propos des enfants du département ; il convient seulement d'ajouter à la précédente énumération des coxalgies suppurées ou non, des maladies spécifiques héréditaires et une périostite.

Dans plusieurs cas, la guérison d'articulations profondément atteintes a été obtenue sans ankylose.

Dès à présent, on peut répéter, et cette fois avec l'autorité de l'expérience acquise, que le chiffre des guérisons, qui atteint 70 % à Berck-sur-Mer, dépassera cette proportion à Pen-Bron, dont les conditions thérapeutiques sont bien meilleures : alors que sur la plage de Picardie, l'air marin intervient seul, sur notre presqu'île il est secondé par les émanations vivifiantes des salines et par l'usage des eaux mères ; en outre, la douceur exceptionnelle de notre climat permet aux enfants les longs séjours sur la grève en toute saison, abrités qu'ils peuvent être toujours contre les vents trop violents, d'où qu'ils viennent, par les petites dunes qui bordent la côte ; à Berck, au contraire, les sorties sont très fréquemment empêchées par le mauvais temps, la rigueur de l'hiver et le sable trop fin, chargé de mica, qui est particulièrement défavorable aux ophtalmies de toute nature.

Il ne faut pas oublier, du reste, pour laisser aux chiffres précédents toute leur signification, que l'expérience de l'année écoulée a généralement porté sur des sujets parvenus au dernier degré d'épuisement et considérés presque comme désespérés par les médecins qui les ont envoyés à Pen-Bron. Nous en avons interrogé plusieurs : dix ans, sept ans, quatre ans au moins, tel est le laps de temps auquel ils faisaient généralement remonter l'origine de leur maladie. Bien peu nous ont parlé de dates plus récentes, et chez l'un de ces derniers, l'effet thérapeutique de l'air de Pen-Bron était bien saisissant ; des abcès prêts à entrer en suppuration avaient été subitement arrêtés, et sous les chairs, amincies déjà, on voyait renaître la vie là où quelques jours plus tard se fût ouverte une effroyable plaie.

III.

Voilà, Messieurs, les résultats admirables que beaucoup d'entre vous ont pu constater avec nous. Nous n'avons ni la compétence ni le temps nécessaires pour nous étendre plus longuement sur ce côté de la question ; nous ne pouvons pourtant pas laisser, à ceux de nos Collègues qui ont eu le regret de ne pouvoir nous accompagner, l'impression qu'entraînés par l'esprit vibrant de charité qui a présidé à l'enfantement de cette grande œuvre, nous nous sommes laissé abuser par des apparences plus flatteuses que la réalité. Parmi les faits que nous avons pu constater, il en est deux sur lesquels nous croyons devoir appeler votre attention : ils sont l'éclatante confirmation de tout ce que contient ce rapport.

Le jeune Emile Guillot, de Tours, entré à Pen-Bron, au mois de septembre dernier, avec une coxalgie suppurée pour laquelle il était en traitement dans le service chirurgical du Dr Thierry, lui était renvoyé complètement guéri le 22 mars de cette année. L'éminent praticien de Tours, en décrivant successivement l'état du jeune malade avant et après son séjour dans notre hôpital, constate, en entrant dans des détails techniques, que tous les accidents ont disparu ; que l'enfant marche et saute sans douleur, n'ayant gardé qu'une légère claudication, résultant de la destruction partielle de l'articulation coxofémorale, et il ajoute : « Quant à l'état général, la bonne mine actuelle » contraste tellement avec le fácies misérable du petit » malade avant son départ, que cet enfant est aujourd'hui » à peine reconnaissable par les personnes qui lui donnaient » des soins l'année dernière. »

A Nantes même, rue Affre, où il est apprenti relieur, vous pouvez voir un jeune homme entré à Pen-Bron le 8 octobre dernier, dans un état des plus graves, sinon désespéré, et qui en sortait le 27 décembre suivant, complètement guéri. Il vous dira sa reconnaissance des soins qu'il a reçus, reconnaissance que nous ont exprimée à l'hôpital même tous les enfants que nous avons interrogés ; leur joie à revoir les médecins qui mettent fin à leurs souffrances, l'affection qu'ils témoignent aux saintes filles auxquelles ils sont confiés, ont une éloquence qui, pour n'être pas celle des chiffres, n'en est peut-être pas moins convaincante.

Nous ne pouvons terminer cette rapide étude sans saluer avec respect et reconnaissance les hommes de cœur dont le dévouement a permis de mener à bien la fondation laborieuse de l'hôpital de Pen-Bron. Lorsque les difficultés sont venues, lorsque les séduisantes espérances des premiers jours se sont évanouies pour des raisons que nous n'avons pas à examiner, l'avenir de l'œuvre eût semblé désespéré à tout autre qu'à M. Pallu. Avec cette ardeur des apôtres, qui ne connaissent les obstacles que pour les surmonter, avec cette chaleureuse charité que vous connaissez, Messieurs, pour avoir quelquefois dû en modérer les entraînements, il n'a pas eu un instant de défaillance dans la voie où il était engagé et où il voyait la mission suprême de sa vie, l'honneur de sa longue carrière. Autour de lui se sont groupés MM. Rivron, Jules Benoît, Camproger, Jollan de Clerville, Fernand Crouan, docteur Grazais, Jules Hardy, Emile Maulouin et Plihon ; ils ont constitué le Conseil d'administration d'une Société qui, sans connaître encore les ressources dont elle pourrait disposer, savait seulement qu'elle ne pouvait ni rester sourde au cri de la souffrance, ni faire faillite à l'œuvre de charité à laquelle elle se dévouait.

Dût leur modestie en souffrir, vous voudrez, Messieurs, nous en sommes certains, leur exprimer ici vos remercîments au nom du département tout entier.

IV.

Voilà le passé, voilà le présent de l'hôpital-marin de Pen-Bron. Il nous reste à parler de l'avenir de cette œuvre, car il dépend beaucoup de vous.

Désormais, le nom de la petite presqu'île guérandaise est connu de la France entière ; les guérisons merveilleuses qui s'y sont produites sont escomptées par ceux qui attendent à leur tour de son air vivifiant la santé et la vie. Mais l'espace manque et le chiffre de 100 lits ne saurait être dépassé dans le local que nous avons visité avec tant d'intérêt samedi dernier. Il faut donc construire, et, pour cela, avoir de l'argent.

Sans entrer dans le détail des combinaisons auxquelles se sont arrêtés les honorables membres du Conseil d'administration, le but de la demande qu'ils vous ont adressée est de leur permettre de gager provisoirement un emprunt, en attendant la rentrée des ressources qu'ils attendent avec confiance de la charité publique.

Nous vous proposons donc d'allouer, pour cette année, à l'œuvre de Pen-Bron, une subvention que vous serez libres de supprimer l'année prochaine, suivant la situation de l'Etablissement, dont il vous sera rendu compte. Si, lorsque les engagements de la Société auront été assurés par les ressources dont nous venons de parler, il vous convient de continuer votre appui à cette œuvre, la Société s'engage à réserver de préférence des lits aux malades du département, jusqu'à concurrence de la somme que vous aurez votée.

La Commission des Affaires diverses a été unanime à adopter cette première partie de nos conclusions.

Quant au montant de la subvention que nous proposons d'accorder pour cette année, il y a lieu de procéder à un vote ; la majorité a adopté le chiffre de 4,000 fr., contre celui de 5,000 que proposaient quelques-uns de nos Collègues.

C'est ce chiffre que nous avons l'honneur de soumettre à votre approbation.

(Ces conclusions sont adoptées à l'unanimité.)

Mme ve Camille Mellinet, imp., pl. Pilori, 5. — L. Mellinet et Cie, sucrs.